Maja Volk

ŽIVA HRANA
(ZA ŽIVU DECU I ŽIVAHNE RODITELJE)

Maja Volk

ŽIVA HRANA
(ZA ŽIVU DECU I ŽIVAHNE RODITELJE)

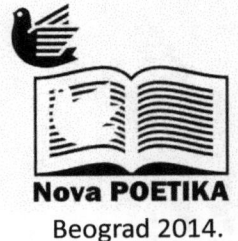

Nova POETIKA
Beograd 2014.

NA ŽIVOJ HRANI SREĆNA DECA
RUMENA I ZDRAVA BEZ PREMCA!
ŽIVA DECA ŽIVU HRANU VOLE!
DAJTE IM JE KAD VAS MOLE!
ŠTA JOŠ DRUGO REĆI
HRANU SVOJU NE PEĆI
JER MAMA DRAGA, NAUČI TI OD MENE
JA VOLIM ŽIVU HRANU, MALINE I BANANE.....

PREDGOVOR AUTORA

Bilo je gadnih trenutaka u mom životu: jedan je od njih bio i dan pošto se otac moje dece iselio iz kuće. Sasvim slomljena i uplakana, otišla sam na televiziju za koju sam pisala i na kojoj sam tada vodila emisiju „Tri godišnja doba" posvećenu klasičnoj muzici.. a onda mi je prišao jedan od ovozemaljskih anđela, žena koja mi je, zagledavši mi se u oči rekla: „Majo, zapamti, tebe je Bog tebi dao..." Tek sam godinama kasnije shvatila značenje njenih reči.

Dvadeset prvi vek možda i jeste vek čoveka, vek u kom se otkrivaju najveće tajne neverovatnog i čudesnog ljudskog organizma - koji se sâm razboljeva, isceljuje, popravlja, menja, poboljšava, unapređuje, ali i uništava... Čini se da nam je dato (a i jeste) veliko blago: neverovatan i moćan kompjuter koji u svakoj svojoj ćeliji pohranjuje milione godina mudrosti ako ne i cele vaseljene, zajedno sa svim našim iskustvima, i to od trenutka u kom dve najstarije ćelije na planeti, semene ćelije majke i oca, spojiivši se otpočinju ples stvaranja života. I zato nemojte da dozvolite da ovo uzvišeno stvaranje života bude slučajan, neželjeni dogaaj, uteha ili oružje za spasavanje klimavih veza. Učinite ga svojim remek delom. Pre nego što se poduhvatite stvaranja novog života, reorganizujte svoj. Psiholozi danas osobu sa traumom već pitaju u kakvim su odnosima majka i otac bili U TRENUTKU ZAČEĆA. Ali i znatno pre samog začeća, i otac i majka bi trebalo da svoja tela očiste od toksina... Kako fizičkih, tako I psihičkih. Rad na sebi podrazumeva brigu o svom telu I svojoj duši, negu i ljubav, posvećenje, dubinu. Ćelije majke i oca stvaraju ćelije budućeg deteta, i zato im je potrebno najbolje moguće gorivo – živa hrana.

Bebin život počinje još dok je u maminom stomaku. Koliko smo nemarni i kako nam je ništavno znanje svedoči i pokušaj da se samo smanji broj cigareta koje buduća majka popuši, a poznajem i lekarku koja je tokom trudnoće pušila i šaljivo se zavaravala: "pušim,pa će dete biti sitnije, i manje ću se mučiti na porođaju". Nekada smo se tome smejali, a danas se ježim i čini mi se da nikada nisam čula išta strašnije. Ali tada sam naivno mislila da ako je u tom pogledu grešan i jedan pedijatar, doktorka koju veoma volim i cenim, onda nije strašno ni to što ja pomalo pušim... dve – tri cigarete dnevno, pazeći da ne pušim pre podoja – lekari su mi rekli da tako otrov iz duvana neće ući u majčino mleko! Kakva naivna budala! I kakvi zločinci! A mi im sve verujemo...

Ne prođe ni jedan jedini dan a da se svom najstarijem čedu ne izvinim zbog takvog nemara i nebrige... Pre samo 24 godine zvanična medicina je tvrdila da su jutarnja kafa i cigareta najbolji laksativ!

To što otac puši takođe je ubitačno - što za njega samog, ali i za buduću majku koja udiše dim i smolu iz usta voljenog. Ako niste spremni da se još na samom početku odreknete otrova kako biste obezbedili zdravlje i svom detetu i sebi, ako nista spremni da svom budućem detetu budete svetao primer radosti, ljubavi i dobrote, bolje nemojte ni da razmišljate o novom detetu, bez obzira na svu onu decu koja su se rodila i kojima, jel, ništa ne fali iako su im roditelji danonoćno purnjali. Da je to istina, ne bi svi bili neurotični već u svojoj četrdesetoj ili pedesetoj, i ne bi se tako lako razboljevali... zar nije licemerno paliti cigaretu pred detetom i onda mu ozbiljno držati lekciju o štetnosti duvana... ili ne dozvoljavati tinejdžeru da puši pred roditeljima koji su pušači... sve sam to kao i vi gledala i videla i nekako nisam mogla da budem licemer, tiranin i lažov pred onima koji od mene treba da nauče razliku između dobrog i lošeg. Prestala sam da pušim dok još nisu progovorili. Dakle, preklinjem vas, pre začeća deteta prestanite da upotrebljavate sve toksine: alkohol, cigarete, travu, drogu, kafu, gazirana pića, prerađenu hranu, brzu hranu, kuvanu, prženu,i pečenu i zasoljenu hranu, a naročito meso, kravlje mleko i mlečne proizvode.

Devedesetih, u vreme sankcija, ratova, nemaštine, imala sam dve bebe u kući, a redovi za mleko bili su ogromni. Tada, u svom naivnom neznanju o kravljem mleku, pohrlila sam na selo, u Koraćicu, gde je rodbina moga muža ponudila da nam daje direktno pomuženo mleko od krave za moju decu. U dvolitarske boce od koka kole (ubitačna plastika o kojoj uopšte tada nisam razmišljala) sipala bih sveže mleko, nosila za Beograd i zamrzavala. Iako sam razblaživala ovo mleko, deca su mi imala prolive, stomačne tegobe, mrštila su se, odmahivala glavom, a ja sam gurala u to mleko sve što mi je palo na pamet, od kakao praha (zaslađenog, naravno) do žumanca sa šećerom, misleći da radim herojski posao dobre i brižne majke. Sada znam zašto deca prirodno u jednom trenutku prestaju da vole mleko. A tada na scenu stupamo mi, u svoj svojoj veličanstvenoj gluposti i počinjemo da navikavamo svoju decu na šećer. Jer, sa šećerom se sve lakše guta, zar ne...?

U prirodi, svaki sisar ima mleko koje je najbolje za njegovu vrstu, i kada prestane da sisa, više nikada se ne vraća na majčinu dojku, niko nema problem sa kostima, a mi, jedini na ovoj planeti, smo doživotno na kravljoj sisi! Zar zaista mislite da je kalcijum tako redak u prirodi? Kalcijuma ima svuda, u svakom zelenom listu, u žitaricama, voću, povrću i semenkama. Kravlje mleko je sačinjeno i namenjeno teletu, koje za godinu dana treba da dobije sto kilograma, kopita i rogove. Zato je to mleko puno masnoće, i što je još gore – puno kazeina, materije od koje se pravi tutkalo i lepak. Teško je za varenje, izaziva kod dece astmu, alergije, a kod odraslih čak i Alchajmerovu bolest. Zemlje Istoka, u kojima se tradicionalno ne konzumira kravlje mleko, kao što su Kina i Japan, u svom jeziku nemaju reč za osteoporozu, jer ta bolest tamo ne postoji. U SAD-u, koji je najveći potrošač kravljeg mleka i mlečnih proizvoda ima i najviše obolelih od osteoporoze. Zar ta veza između mleka i bolesti nije očigledna? Ali, mlečna industrija, koja je počela masovno da se razvija sredinom 19. Veka, posle otkrića pasterizacije i leda, ulazi i u dečje slikovnice, tako da smo naučeni i naviknuti od malena da gledamo na kravicu kao na nešto dobro, korisno i zdravo. Istina je da kada bi gledali koji sisar ima mleko najbliže po sastavu ljudskom majčinom mleku, odgovor bi bio – pacov... ali, da li biste popili mleko od svinje, psa, pacova, kamile, slona? Ja sam istina probala kamilje mleko koje uzimaju vekovima beduini i ne mogu vam opisati koliko je ukusnije i lakše za varenje od kravljeg! Ako već ne možete bez mleka, uzmite ga u polu svarenom obliku, kao što je jogurt ili kefir ili probiotički jogurt. Ako možete da birate Između krave i koze, birajte kozu. Naravno, ipak je daleko najbolje da jedete ono što jede koza, dobro birane travke kao što je sremuš na primer...

Ishrana tokom trudnoće veoma je važna za buduće dobro zdravlje i inteligenciju deteta. Zubi se formiraju u desnima pre rođenja. Kvalitet trajnih zuba dakle, direktno zavisi od majčine ishrane.

Postoje danas čitave studije o ishrani mozga. Ova hrana može da preokrene procese senilnosti u starosti, poboljša memoriju i sposobnost učenja kod dece i mladih, omogući tazvoj svih oblika inteligencije u bilo kom stadijumu ljudskog razvitka. U toj moždanoj hrani prednjače banane, pune kalijuma, sveži listovi kelja i svo zeleno lisnato povrće, kao i već decenijama izbačeno iz ishrane riblje ulje, koje opet sadrži Omega 3 ulja.

Živa, sirova biljna hrana jedino je što je bebi i mami potrebno dok su u jednom, istom telu. a najvažnije je lisnato zeleno povrće. Za bebin je mozak bitno da jedete svež kelj, spanać, celer, peršun, zelenu salatu i naravno kokos i banane...

NAPITAK ZA SUPER MAME

Kao trudnica, počnite dan sa zelenim gustim sokovima, na primer:

- ❖ šaka spanaća
- ❖ list celera (ili grana kineskog celera)
- ❖ šaka svežeg peršuna
- ❖ pola paketa smrznutih borovnica,
- ❖ mešanog voća ili malina
- ❖ dve banane
- ❖ dve pomoranže
- ❖ jedan limun
- ❖ kašika meda
- ❖ kašika polena
- ❖ kašika konopljinog praha

Napitak koji ste dobili pošto ste sve stavili u blender možete da kombinujte sa šargarepom, cveklom, kašikom jestivog kvasca, kašikom organskog kakao praha itd. Super hrana - jeste skupa, ali je neverovatno potentna i ima moć kvantne hrane, što su zapravo bombe minerala i vitamina. Umesto još skupljih vitaminskih dodataka, nađite konopljino seme, konopljino ulje, organski rogač u prahu, peruansku zlatnu maku, organski kakao u prahu, sirovi susam, organsku kinou... Možda je ovo prvi put da uopšte čujete za ove biljke, ali zaprepastićete se s kakvom lakoćom sve to može da se nađe u boljim prodavnicama zdrave hrane, ali i preko interneta. Proizvodi od konoplje, na primer, mogu da se nađu u Novom Sadu - probajte, kombinujte, zasladite medom ili javorovim sirupom, dok ne otkrijete kombinacije koja vam najviše prijaju.

Pijte bar pola litre mleka od badema, ovsa, ječma ili konoplje. Uz pomoć jakog blendera, sami ćete ga napraviti za manje od minut: natopite preko noći semenke ili žitarice, ujutru tu vodu prospite i nalijte svežu, u odnosu 3 : 1. Staviti u jak blender (nije reklama, ali VITAMIX je "zakon" i dobra investicija za budućnost), i zatim procediti kroz muslin ili gazu, po želji zasladiti medom, nezašećerenim urmama, suvim šljivama prethodno potopljenim u vodu, dodati bananu, cimet, štapić vanile, jagode ili musli.

Ako niste godinama na veganskoj ishrani ili prirodnoj ishrani živom hranom i emotivno ste vezani za namirnice životinjskog porekla, ne brinite... reći ću vam da od hrane životinjskog porekla, u trudnoći slobodno uzimate jogurt, kozji sir, kozji jogurt, mladi sir, surutku i po jedno organsko jaje nedeljno (žumance umućeno s medom, ali samo ako ste sigurni u svežinu i organsko poreklo jajeta. Salmonela preti iz svih živih mesnih proizvoda - pukog poređenja radi, nema je ni u jednoj jedinoj biljci). I jedite dosta barene ili dimljene ribe, bogate fosforom i omega 3 kiselinama. Naravno, još je bolje ako umesto hrane životinjskog porekla jedete morsku travu, alge, fitoplanktone, ali to je na našem tržištu još uvek veoma skupa i retka roba.

Nemojte da jedete prženo, pečeno, ni meso sa roštilja. Svi znamo da je roštilj, pogotovo leskovački, vrlo ukusan. Moje detinjstvo miriše na ćevape kod Trandafiilovića, ispod moje zgrade u Mutapovoj ulici u Beogradu. Pljeskavicu sa kajmakom i pileću džigericu u slanini sam jela i za malu i za veliku maturu kao najveću poslasticu. Nema stranca koji mi je dolazio u goste da ga nisam vodila u Trandafilović ili Lovačku priču na dobar roštilj. A onda bih se sa sažaljenjem osmehnula kada njihov „slabašni" stomak to nije mogao da podnese. Mi bismo govorili, „jadnici, nisu navikli na jaku hranu". I bili smo ubeđeni da sve stomačke tegobe i loše snove koje dobijamo u noći roštilja potiču od – luka! A u celoj priči, taj siroti luk je bilo jedino dobro, jedina materija koja je malo ublažavala tegobe sa varenjem, ali se na žalost najviše osećao mirisom, otuda ta varka. Jedne godine, Brazilac koga smo obilato nudili našim divnim tradicionalnim jelima, završio je u u Urgentnom centru na infuziji, jer nije mogao da apsorbuje toliku količinu masnoće. A znam i dvoje priijatelja koji su u Crnoj Gori završili na infuziji jer su doručkovali, ručali i večerali pršutu, sve dok ubrzo nisu dehidrirali od te količine soli. Roštilj je inače nastao u staroj Grčkoj kao grobljansko jelo. Pravio se na groblju da bi duša umrlog, koja luta okolinom 40 dana (o paganstvu u hrišćanstvu, nekom drugom prilikom) mogla da oseti miris hrane, kad već ne može da je jede. Dim se penje u vis, tamo gde su duše umrlih. Najstariji suvlaki na svetu, star 2500 godina, pronađen je u grobnici Filipa II Makedonskog, nadomak Soluna. Ne vidim razlog da u budućnosti i dalje jedemo grobljansku hranu, ma koliko ukusna ona bila... šta vi mislite o tome?

ROĐENJE BEZ NASILJA

Priprema za porođaj je izuzetno važna. Tri puta sam išla na kurseve čuvene sestre Mile u bolnici Narodni front, a danas, srećom, njenih učenica ima po celoj Srbiji. Tehnike disanja koje ste tu naučile bitne su tokom celog daljeg života, a porođaj se zaista pretvara u veličanstven događaj u kom imate kontrolu nad svim onim što vam se dešava... i sada čujem njen oštri, godtovo vojnički strog glas „Dišite duboko, kompletno, punim plućima, punite bebu kiseonikom!" Vežbe kod sestre Mile su trajale po tri sata, i kada porođaj počne, prosto ste u mislima mogli da ČUJETE njen glas koji vas vodi... Na njenim časovima mi je bilo jedino nejasno zašto se kaže „dišeš prvi tip disanja i boriš se u bolnici za pregled, koji se dešava na dva, dva i po sata u proseku". Kako je moguće da porodilja bude sama dva, dva i po sata? Ne da je moguće, nego je to realnost. U Puli sam ležala 8 sati kao prvorotka, uglavnom sama svo to vreme, mada je u Istri mali natalitet i tog dana smo se samo nas dve majke porodile. U Beogradu sam izabrala Gradsku bolnicu da bi muž bio pored mene i to je bilo fantastično iskustvo za njega, a velika pomoć za mene. Kao trećerotka, znala sam da sam otvorena i da će porođaj biti brz (drugi je ukupno trajao 4 sata, treći 2) i već su mi kontrakcije bile prilično guste, kada se pojavio slavni doktor i rekao mom mužu „neća ona još skoro, dođi da popijemo kafu..."1 Kakva crna kafa! Zgrabila sam ga za ruku i šišteći (već sam radila drugi tip disanja) rekla, „Ne mrdaš ti nikuda..." Kako je doktor izašao iz sale, tako je moj Mihailo krenuo poput brzog voza i da nije bilo mog muža koji je izleteo i dovukao doktora nazad, ne znam čije bi ruke dočekale novorođenče. A lepo sam govorila, hoću kod kuće da se porodim, okružena dragim licima...

Danas sa osmehom kažem da su moji porođaji bili nedostojni jednog doktora nauka – svaki sam se put porađala kao zdrava žena sa sela, po dva napona, za 15 minuta, a sve to samo zahvaljujući vežbama disanja, vežbama napinjanja, i dobroj pripremi. Iako sam bila debela kao tenk (sa svakim detetom sam se ugojila po 25 kilograma) gledala sam kako se visoke, snažne prvorotke muče satima, jer nisu bile pripremljene.

Verujem da većina ovdašnjih ginekologa i akušera deli mišljenje da je pri porođaju najvažnija briga o porodilji a da novorođenče nema sećanja ni osećanja, niti može da pamti trenutak rođenja. To je velika zabluda koja je srećom u svetu odavno napuštena. Ne svuda, na žalost. Kod nas za sada samo u Pančevu, jedan doktor pokušava da izmeni ovo starinsko shvatanje da bebe treba da se rađaju bez nasilja. Uostalom, pogledajte fotografije novorođenčadi, rođenih klasičnim putem — ja vidim stisnute oči, plač, bolno lice, stisnute pesnice, telo u grču, sve znake očigledne patnje. To nikako nije trenutak sreće već velikog bola. Beba posle devet meseci provedenih u tečnosti, polumraku i tišini, sada iznenada prolazi kroz uski porođajni kanal, bori se bukvalno na život i smrt. Kada izađe, zabljesnu ga svetlošću, bukvalno zaslepe, buka je nepodnošljiva, onda ga uhvate za noge i okrenu naglavce, pljesnu ga po dupetu, naglo preseku pupčanu vrpcu, beba ostaje bez vazduha i sa prvim krikom udiše vazduh koji mu preseca pluća. Onda ga peru, prevrću, mere, poviju. A plač je, kažu, znak zdravlja. Što beba jače plače, znači da je zdravija. I dobije desetku za svoju prvu patnju... pitam vas sada, ako je to tako prirodno i kako treba da bude, zašto se onda u prirodi ne čuje nigde plač novorođenčadi? Jer u prirodi nema nasilja.

Veliki francuski naučnik Leboaje, pre nekih četrdesetak godina je počeo da podučava o prirodnom porođaju. Njegovu knjigu ROĐENJE BEZ NASILJA preveli su studenti psihologije Univerziteta u Nišu, predvođeni svojim tadašnjim profesorom, a mojim životnim učiteljem Dragoslavom Grujičićem, Grujom. U svojoj neobičnoj internet knjizi KRUGOVI BLISKOSTI, sažetom konceptu nove i praktične filozofije življenja, Gruja daje opis budućih radionica umetnosti života. Sledeće pojmove i reči čitajte pažljivo, reč po reč i razmislite o svakom pojmu ponaosob... Ovo je kompletna prva stranica Gruyine internet knjige:

„Savetovalište DušaTelo – Za sva pitanja. Za sve uzraste.
Najvažnije, najsuštinskije rečeno:
Studio-Klub-Škola-Mreža obnavljanja, stvaranja i usavršavanja
INTENCIONALNIH sestrinskih, bratskih, sestrinsko-bratskih, prijateljskih i
bračnih PORODIČNIH ZAJEDNICA. Biće+Biće=Porodica
Borba jeste svima neprestana, / svima biva što biti ne može, /
svakog dana i grob smo i nicanje, / iz daleka, daleko nam stići!
RAZARAJUĆA (pa zato i samorazarajuća!) KOSMOHAOTIKA
DobroteLepote,
a PREPORAĐAJUĆA KOSMOLOGIKA DobrotaLepota:
i građenje poznavanja DušeTela čoveka:
biodinamički interaktivni KRUGOVI SVESNOSTI, ŽIVOTNOSTI I BLISKOSTI:
NADOLAZEĆE JE ZBIVANJE DušaTelo i jeste:
URAZLIČAVANJE & USREDIŠTAVANJE + UDRUŽIVANJE &
USVEOPŠTAVANJE.
Neprestano iznova dolaznost jeste VRELO NASTAJANJA:
DušaTelo, UdisajIzdisaj, OvdašnjostSadašnjost: VoljaOdluka –
SlobodaOdgovornost;
ŽeljaOsećanje – BuđenjePulsiranje; ZnanjeDelovanje –
SuočavanjeStvaranje; JedinkaZajednica – UdruživanjeUstanovljavanje.
Integralni PraksaTeorija sistem, koncepcija, inicijativa usavršavanja i
obnavljanja DušaTelo JedinkaZajednica potencijala i životnih uslova
komuniciranjem smisla, afirmacijom bića u otvorenosti sveta.
http://solair.eunet.rs/neprestano.iznova
E-mail: gruya@scnet.rs i neprestano.iznova@eunet.rs . Inicijator, autor:
Dragoslav Grujičić GRUYA, profesor znanja i umetnosti za ljudski razvoj"

Profesor Grujičić Leboajeovu knjigu zove prvom knjigom, knjigom pre svih drugih knjiga:
Radost i suza moja: kroz poverenje i strah, snagu i gnev, ljubav i bol – zahvalnost i oprost – KROZ MENE se nebo otvara, naviru mi i plač i blaženstvo. Razumevanje, Stvaranje i Radovanje (u svakom od nas molitva, i između nas) – uzajamno se osvetljavaju.
(3)Kučići i mačići? – Devet meseci smo bili vrlo mali i bez drugih malih...
(4)Drama rađanja (proformacije): Da ili ne? Kroz teškoće do DA!
Novorođeni osmeh – konkretno i kompletno, knjiga broj 1, knjiga pre svih ostalih knjiga – Frederik Leboaje: ROĐENJE BEZ NASILJA.
(5)Živahni četvororukci: Mali i živahni! Nema granice između četvoronoške i četvororučke!
(6)Oblik i smisao ("energija") na dve noge: Rastemo. Nikad dosta snage što izvire iz beskrajnih dubina DušeTela, nikad dosta izvorne snage glasa i osećanja!
(7)Usaglašavanje nepredvidljivih: Prihvatamo i doživljavamo igru oblika koji novi i opet novi, iz nas i između nas, izviru neprestano, beskonačni, nepredvidljivi, a opet i opet sasvim jasni, sasvim određeni. Činimo ono što stvarno želimo ovde i sada, znajući i prateći šta činimo. Misao i reč, slika, simbol – strukturno usklađuju, vode i prate želju, aktivnost i osećanje, ali ih ne zamenjuju. Osećamo se bolje, postižemo i znamo više – ljudska bića svih zemalja, prijatelji moji, otadžbino moja – obnavljamo se i usavršavamo. U slučajevima neusaglasivih nepredvidljivosti izražavamo jasno NE, svako svoje, i uzajamno to poštujemo bez ikakvog odlaganja i bez ikakvog komentara – tako, mirno i odmereno udaljavanje omogućava da život što pre poteče dalje, ka novim usaglašavanjima.
(8)Radost plivanja: Izvire stalno nova usaglašenost, ja postajem s tobom, ti postaješ sa mnom. Plivam kroz neprekidnost tvojih pokreta, tvojeg pogleda, tvojih mirisa...
(9)Seksualnost je jedna od fundamentalnih socijalnosti, orgazam je jedno od istinskih prosvetljenja, jedno od ispunjenja tela radosnom svešću i svesti radosnim telom. Što dalji let potpunosti i slobode, što temeljnije građenje jedinke i zajednice.
(10)[J. V. Gete, kraj "Fausta": "Sve što je prolazno to se simboliše. / Večno, što žensko je, nosi nas naviše."] Radost letenja: Ništa nije prolazno, jer sve se sada i ovde, u dolaznosti, transformiše. Radost oblika, što in zajednički stvaramo, nosi nas naviše."

Pitajte sada svog ginekologa da li je čuo za Leboajea. Svi će vam reći da su naravno čuli, ali nisu pročitali. Ili će reći da je to divno, ali eto, zašto se kod nas još uvek ne sprovodi, ne zna se pouzdano... Knjiga, objavljena krajem osamdesetih, završila je svoj život tako što ju je od bacanja u staru hartiju spasao Gruja, otkupivši sav preostali tiraž, pa se sada može naći isključivo kod njega. Gruja ima viziju da ministarstvo zdravlja treba da pokrene kampanju na nacionalnom nivou i uvede svuda prirodno rođenje bez nasilja.

Profesor Grujičić je verovatno najumniji čovek u Srbiji, trajno zdrav čovek koji je uvideo još na studijama psihologije koliko su zastarele i mehanicistički postavljene ideje o ljudskoj prirodi, te je krenuo osamdesetih put Amerike, gde je tada u Kaliforniji bio centar novih saznanja i novih škola psihologije i psiho terapeutike. Plaćao je znanje i sistematski, temeljno obišao sve, od Džanova do Rajhijanaca, od TM – a do preporođivača, od joge do holista. Sam kaže da je pozitivizam preporođivača imao veliki značaj za njegov dalji razvoj. Preporođivači su polazili od teorije da je čovekova prva trauma upravo njegovo rođenje i da ako čovek uspe u terapiji da ponovo prođe kroz taj trenutak, ponovo se rodi i razreši tu prvu traumu, izazvanu nasilnim rođenjem, njegov život može da krene putem radosti i izlečenja. Gruja mi je opisivao njihov rad, porođajne muke mnogih, gde bi se sa neverovatnom preciznošću na kraju utvrdilo da se svi sećaju svog rođenja, da je to sećanje duboko potisnuto u naše nesvesno, ali da je prisutno u svakoj ćeliji tela. Radoznala i željna novog radosnijeg života, zatražila sam Gruji da mi za moj pedeset prvi rođendan podari upravo to – prolazak kroz moje rođenje.

Majka mi je pričala da u to vreme bez ultra zvuka, lekari nisu znali da se dete pre samog rođenja primiri i da su pomislili u panici da sam ja mrtva, pa je ona odlučno tražila carski rez. Carski rez je bio prilično retka intervencija krajem pedesetih godina prošlog veka, pa su se lekari bolnice Dragiše Mišović vrlo obradovali što imaju prilike da je izvrše... sjatili su se oko mame, već tada čuvene pozorišne glumice Mirjane Kodžić i u 11 sati jednog januarskog četvrtka, mene probudili ne mnogo nežno i izvadili iz maminog stomaka. Celog života ja sam u šali pričala da su me „probudili" i da mi se zato spava uvek oko 11 sati pre podne...

Ulazak u nesvesno dešava se putem potpune relaksacije tela i intenzivnog disanja. Gruja i ja smo tako ležali na kaučevima i disali, kada sam je odjednom videla sliku, zamrznutu sliku porođaja moje mame. Gruja, kao moje pomoćno „Ja" me je uputio da nastavim da dišem intenzivno i da uđem u tu sliku. A onda se desilo nešto čudesno. Moje telo se izvilo u luku, glava mi je pala unazad, kao kada vas neko uzima za leđa i vadi iz stomaka porodilje. Vrisnula sam i plakala (sigurno su mi odmah presekli pupčanu vrpcu), onda mlatarala rukama ispred lica, kao da me kupaju, pa sam se sklupčala i – zaspala... Gruja je rekao da im oprostim što ipak nisu bili toliko nasilni, ja sam shvatila da možda moja svest ne pamti, ali moje telo i te kako pamti... i što je najneverovatnije, više mi se nikad nije spavalo oko 11 sati pre podne! Ja sam ponovo rođena, i to je najlepši poklon za rođendan koji sam ikada dobila. Iskustvo je veliko znanje. Zato vam ovo i govorim.

Inspirisana Leboajeom, cela Evropa je već pre dvadesetak godina reformisala porodilišta i promenila sveukupan pristup porođaju. Čak su i u Hrvatskoj, još u vreme kada sam se ja prvi put porađala, imali porodilište znatno bolje od onog u prestoničkom Beogradu. Sećam se posebnog stola za porođaj, nabavljenog u Italiji, na kom je trudnica u polusedećem položaju i okružena šipkama za guranje, za držanje i lakše napinjanje. Kada je u Gradskoj bolnici u Beogradu trebalo da rodim svoje drugo dete, doslovno mi je rečeno da se pri napinjanju "uhvatim za butine". Pa to mogu i kod kuće! Neopisivo razočaranje! Ubeđena sam da "belu kugu" kod nas umnogome pospešuju zastareli načini i traumatičnost porođaja – pa tek je nedavno ukinuto pušenje u bolničkom porodiljskom WC-u! Šta vredi *baby friendly* politika kada se i dalje pupčana vrpca preseca brzinom munje, a novorođenče zaslepljuju reflektori?

Ponoviću još jednom - danas znamo da se standardnim porođajem beba i te kako traumatizuje: došavši iznenada na svet biva dočekana zaslepljujuće jakim svetlom, zaglušujućom galamom, odmah joj poremete osećaj ravnoteže dižući je za noge u vazduh i pupčanu vrpcu,koja je deo njenog tela, presecaju dok još pulsira dragocenom majčinom krvlju, udare je po guzi da otvori usta, i njen je prvi udah iznenadna navala vazduha u pluća - što BOLI do suza, i zato beba plače. A mi prvi plač smatramo znakom zdravlja! Nijedno se mladunče u prirodi ne rađa u takvim mukama - pogledajte samo našu novorođenčad koja, crvena u licu, stisnutih očiju, drhti u potpunom šoku!

A sve što bi trebalo, prema Leboajeu, jeste da bebu dočekamo s ljubavlju, poštovanjem i pažnjom. Dakle, prigušite svetlo, jer je beba devet meseci bila samo u polumraku i mraku, utišajte okruženje tako da beba može da čuje majčino šaputanje i oseti njeno disanje. Bodrite majku i neka su uz nju oni koji je vole. Mi smo vremenom, od babica napravili medicinske sestre koje dodaju lekove, daju injekcije i slušaju lekara. Babica je žena koja je sve vreme uz porodilju, koja je pazi, neguje, posmatra, vodi, objašnjava, bodri. Njena bliskost sa porodiljom je vrlo bitna.

Leboaje se zalaže za porođaj u kući (ili u porodilištima u kojima su stvoreni uslovi najsličniji kućnom porođaju) i porođaj u vodi (naša porodilišta su odavno nabavila bazene za ovu vrstu porođaja, ali ih NIKADA nisu koristili), kako bi beba što bezbolnije prešla iz tečnog u vazdušno okruženje. Novorođenče treba spustiti majci na grudi i pustiti da pupčana vrpca ispulsira do kraja, i beba spontano prodiše, koristeći istovremeno i krv punu kiseonika iz pupčane vrpce. Bebi bi trebalo dati da u prvih 45 minuta života sisa ono prvo kolostrum mleko majke koja se tek porodila – eto, u tome su sva snaga i mudrost vaseljene, sve što je detetu potrebno! Tako rođena deca se smeju već posle dva sata, a ne tek posle 40 dana kao kod nas, ne zatvaraju oči pred svetom već ga gledaju otvorenih očiju, i ne plaču iako su zdrava. I vrlo važno, podjednako su spretna kasnije u životu i sa levom i desnom rukom, što znači da klasičan porođaj osujećuje integraciju obe hemisfere mozga! Zar je mnogo to što možete da ZAHTEVATE i s punim pravom tražite od svog akušera i babice? I verujte, ima divnih ljudi: babica Divna Miljković decenijama se zalaže za sve ovo i izvodi neverovatno prijatne porođaje tako što o majkama brine, pomaže im da dišu i masira ih. Njeno iskustvo je

zaista dokaz kako čovek može da se neprestano razvija. Yavršila je i Srednju medicinsku školu za babice i Višu medicinsku školu, instruktor je joge i fitnesa, radila je u svim beogradskim porodilištima, postala stručnjak za porođaj u vodi i kućni porođaj. Naćićete je na internet adresi: http://www.sciencadivina.com/sr/tim/divna-miljkovic.
Sestra jedne od mojih studentkinja porodila se u Švajcarskoj na ovaj način, i to u državnoj bolnici, gde joj je radi kućnih poseta u narednim danima dat i spisak patronažnih sestara koje su specijaliste za joga ili šijacu masažu, homeopatiju, akupunkturu. Dakle, nije reč o medicinskim sestrama koje samo rutinski previjaju bebin pupak - one brinu i o novoj, tako osetljivoj majci koja je obavila takav rudarski posao da su joj potrebni sva pažnja i ljubav ovog sveta. U celoj Evropi i u svetu ovo se odvija i na nivou DRŽAVNIH ustanova, te nije privilegija bogatih već prihvatanje iskustva starih, jer tako su se porađale naše prababe i naši su dedovi psihički bili znatno stabilniji od mladih generacija.

Da li vam je iko rekao šta da ponesete na porođaj?

Meni baš niko nije rekao da bih posle porođaja mogla da imam problema sa hemoroidima, a ni da će me to boleti više nego porođaj, toliko da od bolova neću moći ni da sedim... A trebalo je samo da ponesem hepatrombin ili neku drugu mast protiv hemoroida i da se njome mažem od ranog jutra; da ponesem Bivacin sprej, da rana brže zaraste; da jedem energetski jaku hranu, da posle svakog podoja stavljam hladne obloge na dojke, da se izmuzavam... Nažalost, nekada su postojali laktarijumi, a danas dragoceno mleko otiče u lavabo. Ponesite šminku, ogledalce, knjigu obavezno. Razmislite, pripremite se... budite lepe, sredite frizuru pre porođaja – zašto li u porodilištima nema frizera, manikira, kozmetičara? Zašto porodilje izgledaju tako izmučeno i jadno i zašto upadaju u post porođajnu depresiju – pa, ne osećaju se više kao žene, jer svi insistiraju na tome da su majke, a one još ne znaju ni kako to da budu.

Kada se dete rodi, potrebno mu je jedino mamino mleko i ništa drugo. Kod nas se bebama često daje zašećerena, pa još i prokuvana voda - umesto zaslađene, preporučila bih ozonom obogaćenu vodu, onu koja je prošla osmozu, dakle filterisanu ili flaširanu vodu, sa kapljicom limuna. Trebalo bi da dete dojite što duže, zapravo koliko god možete, a mleka ćete imati zahvaljujući tome što se hranite kvalitetnom živom hranom. Kada se dobro organizujete i redovno izmuzavate, imaćete na raspolaganju vreme koje vam je potrebno da provedete van kuće. Kada beba pređe na čvrstu hranu, vaše će mleko biti onaj divni dodatak koji poboljšava sve šejkove, sosove i papice. Čuvajte i negujte svoje grudi, svoje mleko.

Strepela sam od dojenja, od prvog od onih jakih bebinih ugriza koje sam zvala "ujedi anđela", pa sam prvo podmetala prst a onda bradavicu. Ipak, dojeći troje dece i stekavši različita iskustva, uvidela sam da su ti trenuci opuštanja, disanje sa bebom i dojenje nešto najmoćnije i najdivnije u prirodi. Nažalost, u to je vreme majkama savetovano da već oko bebinog šestog meseca počnu da je odvikavaju od dojenja i da počnu dohranjivanje. Pamtim koliko mi je ta odluka svaki put teško padala, pamtim snove u kojima plačem jer je prekinuta ta veza među nama, što ih više ne dojim. Ne popuštajte malograđanštini okoline, pa konačno ni sopstvenoj neurozi, pomami za uživanjima ili poslom i ne uskraćujte sebi pre vremena ovo dragoceno, jedinstveno vreme koje, dojeći je, imate sa svojom bebom - da i ne pominjem impozantnost, lepotu i čvrstinu grudi, koje će splasnuti po prestanku dojenja...

A što duže dojite, manja je opasnost od raka dojke

Prvo dete sam rodila u Puli, na morskoj obali tadašnje Jugoslavije, i tu sam dobila jelovnik za bebe koji se bitno razlikovao od onog koji sam godinu dana kasnije dobila u Gradskoj bolnici u Beogradu za svoje drugo, a još više od jelovnika koji sam četiri godine kasnije dobiila za treće dete - još tada sam uvidela da se tu nešto ne slaže, i da su u tadašnjoj Jugoslaviji postoje tri zavađene škole kada je reč o ishrani beba. U Puli sam se porodila zajedno sa jednom divnom ženicom, majkom troje dece, čiji je muž bio ribar. Noću smo slušale radio, vremenske izveštaje sa mora, jer je njen dragi bio negde na pučni. I danas ponekad u mislima opet čujem bolničku tišinu koju prekida monotono."Vetar, bura, tri bofora". Pamtim da su me, čim sam se porodila, našopali punjenim paprikama, da bih imala snage, i da su nas hranili krempitama, pastom, voćem i salatama, a bebe donosili u benkicama, slobodnih ruku, na perjanim starinskim jastucima za podoj... kakva sreća! Posle tog iskustva, ja sam htela desetoro dece!

Ali avaj, sledeće sam rodila u Beogradu, usred zime. Posle porođaja mi nisu baš ništa dali da pojedem, i ja sam se, iscrpljena, onesvestila, pala kraj kreveta na pločice i odrala obraz... Bebe su donosili čvrsto povijene pa su sve ličile na vekne hleba, a već trećeg dana po porođaju imala sam bolni mastitis, jer mi puna 24 sata nisu donosili bebu na podoj. Sa trećim detetom sam već znala šta me čeka, pa sam u bolnicu ponela punu torbu Bonžite, flaširanu vodu i sokove, i na opšte zaprepašćenje – reč trećerotke se ipak donekle poštuje - odmah tražila da jedem... i opet ne mogu da prežalim što tada nisam znala ovo što sada znam! Ali uspela sam bar da edukujem svoje ćerke... I moji unuci se neće rađati u nasilju...

U Istri su bebama već u šestom mesecu počinjali da daju ribu, a ne meso. Deca moje drugarice iz porodilišta bila su zdravija od moje, a ja sam govorila to je vazduh, to je klima, to je more....ne, to su riba, voće i povrće, maslinovo ulje i sve blagodeti primorske mediteranske ishrane.

Beogradska škola sve do uzrasta od godinu i po dana nije

dozvoljavala ribu, koštunjavo i nikako sirovo (a svi znamo da je jedna od prvih stvari koje bebe obožavaju - gnječena sirova banana!)

Dojenje nije važno samo za fizički već i za emotivni razvoj deteta - ne žurite da ga prekinete ni zbog posla, ni zbog karijere ili radi čvrstih grudi. Pustite bebu da sama odluči kada je vreme da prekine sa sisanjem.

Ako majka ima malo mleka, trebalo bi da u ishranu unese više zelenog lisnatog povrća i čiste (izvorske) vode. Ah, voda! Toliko podcenjena, da vas je sramota da je naručite u restoranu, da ne pomisle kako ste škrti ili ne daj bože, ubogi siromasi... ima samo jedno mesto u okolini Beograda gde sa ponosom nude svoju, čistu izvorsku vodu u čaši – to je lečilište i odmorište i plivalište Izvor, izmedju sela Babe i Stojnika, preko puta Kosmaja. I u raznim lekovitim banjama, naravno nude vodu. Ali, realno, koliko vi cenite i pijete običnu vodu? Šta bi rekli vaši gosti na slavi da ih ponudite običnom vodom? Kada je Marina Grbić, jedno predivno biće koje trpi svakodnevne uvrede okoline samo zato što jede voće (Marina je frutarijanac, što se smatra ekstremnim načinom ishrane. Ja ne vidim ništa ekstremno u tome da živite na bananama, kokosu, dinjama, lubenici, malinama, borovnicama, jabukama, kruškama, šljivama, grožđu, papaji i breskvama!) u rijaliti serijalu DOĐI NA VEČERU, ponudila svoje goste, među kojima sam bila i ja,vodom, želeći da nas podseti na izvor života, komentari na sajtu Prve televizije su bili toliko puni zla, agresije, pljuvanja, besa, da sam ja prosto zanemela pred takvim odsustvom ljudskosti. Koga to vređa toliko bolno što Marina nudi osunčanu, živu vodu! Niko nikog ne napada zato što je alkohol u ovoj zemlji (da budemo iskreni,u celom svetu) socijalno preporučljiv do te mere da se vređamo ako nam gost odbije ponuđenu šljivovicu, a roditelji razdragano kamerom ovekovečuju trenutak kada na drugom rođendanu sin proba pivo! No, vratimo se na vodu. Za život na planeti Zemlji potrebne su samo tri stvari – voda, vazduh i sunce. Ako čašu vode presipate u drugu čašu nekoliko puta,obogatićete je kiseonikom, a onda je ostavite malo na suncu, dobićete veličanstvenu, oživljenu, životodavnu, osunčanu vodu, o kojoj pišu drevni mudraci od pamtiveka do danas... a mi smo spremni da osobu koja to radi proglasimo sektašem, čudakom, budalom, samo zato što nešto zna i želi to na sebi da primeni.... istina je da se ne može sve ovo reći u par sekundi na komercijalnoj televiziji. Ali vi, koji ovo čitate, imate vremena da razmislite. Voda, vazduh, sunce. Najbolju vodu imateu biljkama. Krastavac, lubenica, dinja, kukuruz u sebi sadrže i do 90 procenata vode, one najbolje vode što je biljka izvukla korenom iz dubine zemlje. Kada kilogram bujnog spanaća skuvate, on se sprčka i stane u šaku, jer je izgubio vodu, a sa vodom i sve minerale. Zato ne treba kuvati. Termička obrada uništava vodu, minerale, soli iz biljaka. Paprika i paradajz su ukusni nesoljeni, ali bljutavi kada se skuvaju. Zašto? Jer su izgubili vodu sa solima i mineralima. To isto važi i za bebinu vodu. Filterisana voda, osunčana i obogaćena kiseonikom, a ne bljutava, skuvana, sa dodatkom šećera. Koju biste vi popili?

Ukoliko mama nema dovoljno mleka, šestomesečna beba može da bude potpuno na svežem voću i povrću, a koštunjavo voće i semenke u ishranu u većoj količini bi trebalo uključiti kasnije, posle prve godine života. Bademovo mleko, ječmeno mleko, sojino mleko, naravno, treba da se koristi u ovom periodu što više.

U trudnoći i u periodu dojenja bilo bi bolje da ne prelazite naglo na sirovu hranu, jer će telo početi da se čisti i otrove će izbacivati kroz mleko. Za početak, krenite sa voćem, zelenim kašastim sokovima, jedite više salate i što manje mesa. Čišćenje organizma koji predje na sto procentnu sirovu hranu, može da traje do nedelju dana najviše. Šta se zapravo dešava u našem finom, prepametnom organizmu, kada odjednom oseti dotok najboljeg mogućeg goriva? Ono siroto ne zna koliko će to da traje. Možda samo danas, sutra, dan dva. Organizam zato želi da maksimalnoiskoristi ovaj neplanirani dotok fenomenalne, potpuno iskoristljive, potentne, žive hrane. Kreće da se čisti od svih toksina, otrova nagomilanih u jetri, crevima. Proliv, povraćanje, samo su načini borbe organizma sa otrovom u telu. Čajevi laksativni zapravo u sebi svi sadrže otrove, koje organizam želi da izbaci iz sebe i to čini tako što omekšava sve sadržaje i u mlazu izbacuje napolje. Voće i povrće u sirovom stanju imaju enzime koji pospešuju i ubrzavaju čišćenje organizma. Ali, kako hrana sirova postaje redovna pojava, organizam obustavlja tako rigoroznu detkosikaciju i kaže ćelijama, ne moramo sada tako revnosno da čistimo, ovaj naš se izgleda dozvao pameti i daje nam svakodnevno živu hranu. Tako se organizam prilagodjava novoj ishrani, i sve tegobe koje ponavljam, nemaju veze sa hranom koja se unosi, nego sa otrovima koji su već unutra, jednostavno nestaju. Šta se kasnije dešava sa tako čistim organizmom, u kome su i unutarnji organi čisti- on ima tegobe sa varenjem kuvane i termički obrađene hrane i ona mu teško pada na želudac. Time želim da razbijem još jednu zabludu, da se mi, koji smo na živoj hrani, odričemo nečega, ne, mi zapravo možemo sve da jedemo, ali osećamo sve nezdrave posledice jedenja kuvane hrane, kao nekadašnji pušači koji posegnu za cigaretom i osete ono bolno presecanje pluća i grozni kašalj (na koji se na žalost kasnije brzo naviknu). Vraćanje na staro, znajući sve ovo je zaista, bar meni, nezamislivo.

Ako ipak osetite potrebu za nečim kuvanim, recimo povrćem, poslušajte u početku svoje telo. Što se tiče vaše bebe, ona bi trebalo da jede čvrstu hranu kada to sama poželi. Posmatrajte svoje dete: ono će samo posegnuti za onim što ga zanima.

Između sedmog i devetog meseca, počnite bebi da dajete sveže voće i povrće u vidu blendiranih napitaka. Orašaste plodove i semenke nemojte davati u prvoj godini, osim u obliku proceđenog mleka.

Da zaključim: zeleno povrće, voće, orašasti plodovi, semenke i ulja jesu ono što je potrebno svima, a naročito deci. Izvrsna su ulja hladno ceđeno maslinovo, bundevino ili kokosovo ulje. Važno je svakoga dana bebi davati dosta zelenog lisnatog povrća: zeleni kašasti sokovi su van premca!

Žitarice koje sadrze gluten (tutkalo) veoma su opasne po zdravlje deteta. Glutena nema u kukuruzu, heljdi, prosu, kinoi i pirinču.

Dr Slađana Velkov kaže da se samo deset odsto energije dobija iz hrane, a da ostatak potiče od Sunca, spavanja i disanja. Zato je veoma važno da deca budu što više napolju, , na suncu, bosa, fizički aktivna, da se igraju sa zemljom i da na spavanje odu pre deset sati uveče (poželjno i ranije).

Ne mogu da prežalim što sam slušala starinske savete o tome kako bebu treba uobročiti, kako ćemo je razmaziti ako je često držimo u rukama i gomilu gluposti kojima, pod parolom dobrog vaspitanja, počinje rano zlostavljanje dece. Vrlo odgovorno tvrdim da su baš sve nas roditelji zlostavljali starinskim vaspitanjem, i to iz najboljih namera, što ipak ne opravdava traume koje su nam nanete nedostatkom ljubavi ili namernim ne pružanjem ljubavi, kako bi deca bila bolje vaspitana. Svo naše bezglavo jurcanje za ljubavlju, toliko propalih veza, emotivna nezrelost, sve su to posledice toga što nas je pre tridesetak i više godina godina medicina uveravala da beba nema pamćenje. Naprotiv, danas znamo da naše telo pamti sve, počev od prve traume porođaja. Nekada smo se podsmevali primitivnim plemenima u kojima majke sve vreme, dok se kreću illi nešto rade, nose decu uz sebe, a ta deca, za divno čudo, ne plaču i uvek su nasmejana. Taj koncept je na žalost, bio primitivan za modernu ženu. Ajnštajn je zaista bio u pravu kada je rekao da su na svetu samo dve stvari beskonačne - ljudska glupost i svemir, ali da za svemir baš i nije sasvim siguran.

Dakle, beba bi trebalo da je uvek uz vas, dajte joj da čuje majčino srce, da oseća majčin miris i da prve godine budu što više u kontaktu sa majčinom kožom. U Švedskoj i Norveškoj sam, pre dvadesetak godina, bila u bioskopima gde su mame presvlačile bebe, dojile ih tokom projekcije i družile se sa drugaricama, podižući zadovoljnu i zdravu decu. Izborite se za dojenje na javnom mestu!

Sva deca znaju kakvo je uživanje kada sa mamom i tatom učestvuju u pravljenju obroka, u pripremanju hrane... ko ne pamti lizanje slatkih kašika kad se mesi torta? Dok je bio mali, moj sin Mihailo je obožavao da na selu prođe kroz leju, ubere papriku i gricka je, a kada mu na sto stavim papriku iz frižidera, mrštio se... Deca su uživala u tome da sama uberu, prstima dodirnu povrće i voće - Milena je sa neverovatnom slašću grabila svež kupus i trpala ga u usta... ja sam,opet, na trešnji u dvorištu provodila dane berući ih i praveći minuše od njih, kao deca jeli smo i bagremov cvet i divlje žute šljive na Dedinju...

Teodoru smo mučili i zlostavljali hranom: zdravo dete, sa sopstvenim ritmom, bila je sasvim nezainteresovana za hranu, i mi smo je prisiljavali da jede ono što ne želi. Moja je frustracija bila neopisiva - kamo sreće da sam tada znala ovo što sada znam! U trenucima očajanja, kada bi ona sasvim mirno odmahivala glevom, ljutila se i odbijala da jede, ja bih i plakala i urlala i vikala, što je sve pomno pratila još manja Milena i odlazila na spavanje sa neprogutanim zalogajem u ustima, podučena mojim histeričnim ponašanjem da ne treba da pljune zalogaj kojineće da ja opet nebih vikala na nju... mogla je da se zadavi tim neprogutanim zalogajem. Moglo je mnogo toga da se desi zbog mog neznanja i insistiranja na neprirodnom. Koja majka u prirodi ljutito tera dete da jede? A zapravo, moje ponašanje je posledica mog vaspitanja, ja sam mrzela kuvano povrće i terali su me na silu da jedem ono što ne volim. Moja mama je znala koliko je važno povrće zbog vitamina, ali nije znala za živo povrće i nudila ga je kuvanog. Ne znajući da mrzim povrće samo zato što je kuvano, ja sam razvila averziju prema povrću i prešla na krompir, testo i meso, voleći voće, jer me srećom, niko nije terao da jedem voće... tek kada sam prvo otkrila kinesku hranu, gde je povrće gotovo sirovo, shvatila sam da nije bio problem u povrću, nego U NAČINU na koje je ono spremljeno. Ja volim sirovi karfiol, kelj, kupus, šargarepu, ali ih ne podnosim kuvane... I zapamtite, nije greh da svoju decu vaspitate na nov, drzgačiji način od onog kako su vas vaspitali. Niko nije kriv što nije znao, ali ako znate a to ne činite, onda ste i te kako krivi.

Zato bi kroz igru trebalo uključiti decu u pripremanje svežih napitaka i sokova i pustiti ih da kreiraju nove recepte! Ko to nije voleo igračke poput kuhinje i malih tanjirića, blendera!

Neki od vas tek sada otkrivaju prednosti i blagodeti sirove hrane, a deca su im već „navučena" na industrijske proizvode, šećer kog ima u svemu (moja deca su i jogurt pila sa kečapom, bez kečapa ni jedno jelo nije moglo da prođe - tada nisam znala da i kečap, odnosno šećeru u njemu, stvara ovisnost), i s pravom se pitate kako decu, koja su naviknuta na industrijsku hranu, privoleti na sirovu hranu? Ponovo ću citirati dr Velkov, koja kaže da deca imitiraju roditelje, pa zato u prisustvu deteta uživajte nekoliko dana u ukusnoj salati, dok dete ne pokaže interesovanje i poželi da proba. Ne nudite mu odmah ceo tanjir već mu dajte da proba malo dok ne potraži samo. Na jednom divnom sajtu sirovnjačke porodice iz Nemačke, videla sam da deca umesto iz tanjira, jedu s listova zelene salate, prstima – baš kao što to vekovima čine u Kini i Japanu. Nije u redu što smo iz ishrane isključili čulo dodira, što umesto prstiju koristimo viljuške i kašike. Možda smo se zahvaljujući onoj čuvenoj vizantijskoj viljušci, na koju smo toliko ponosni, više iskvarili nego što smo napredovali i zato, SRBI, setite se kako ste jeli pre te vizantijske viljuške iz 11. veka! Uostalom, tom viljuškom je jela šačica monaha... narod sigurno nije.

Ako dete jede nešto što nije zdravo, ne ljutite se na njega, samo mu ljubazno kažite da to nije zdravo. Deca su buntovna kada ih gnjavite i zato nemojte ni da pokušavate da ih ubacite u svoj kalup, i ne ponašajte se prema njima kao prema materijalu podobnom za tesanje i dresiranje - ljubav znači razumevanje. Trudite se da svoju decu razumete. Kada naiđete na otpor, postoji razlog za to. Verujte svojoj deci i pokušajte da dođete do tog razloga. Svi naši problemi sa decom potiču od nas, a ne od dece. Mi želimo da se nešto desi baš tada, baš tako, a to verovatno neodgovara detinjem ritmu. Priprema, priča, podsećanje, razumevanje a ne pritisak, radnja a ne pripovedanje kako bi rekao Aristotel. Postavite samo sebi pitanje, zašto mislimo da su deca vredna ljubavi samo ako su dobra i poslušna? Ja ne čuh roditelja kako se hvali svojom decom tako što kaže, moje dete je plemenito, iskreno, radosno, srećno, već kaže, moje dete je dobro u školi, trenira plivanje, uči ovo ili ono... kakve veze sva ta dresura ima sa slobodom, kreativnošću, dobrotom i ljubavlju? Reći ćete, pa mora da bi uspeo u životu da nauči disciplinu, red i rad... li na temelju čega to tvrdite? U moje vreme, onaj koji završi školu imao je garantovani posao. Danas ni doktori nauka nemaju posao. Stalnih poslova će u budućnosti biti sve manje. Vaša deca će morati da nauče da budu samostalna, kreativna, da sama sebi izmišljaju i ostvaruju projekte, a to nema nikakve veze sa klasičnom školskom dresurom koja ubija kreativnost i genijalnost dece još na nivou obdaništa. Prema tome, njima je potrebna i drugačija škola i drugačiji način vaspitanja. No, vratimo se na hranu... U početku detetu za užinu ponudite voće umesto uobičajenih toksičnih sendviča. Neko voće koje ono voli. Kasnije, za doručak, pređite na blendirani napitak u koji možete da stavite zeleno lisnato povrće, jabuku, bananu, neko semenje ili koštunjavo voće. Uz ručak napravite dobru, ukusnu salatu. Umesto industrijskih slatkiša, umesite urme ili smokve sa bademom (mlevenim) ili nekim drugim koštunjavim voćem napravite loptice koje možete da uvaljate u kokos, susam.

Još jednom citiram dr Slađanu Velkov: "Danas imamo epidemiju autizma. Ako se statisitički gledano povećanje autistične dece produži ovim tempom, prognoza je da će do 2050 godine, 90% dece biti autistično. Danas znamo da vakcine imaju udela u mentalnim i drugim poremećajima kod dece. Ne dozvolimo da biznis-vakcinacija oštećuje zdravlje i ugrožava živote naše dece". Moja najstarija kći, Teodora, u sedmom je mesecu života izgubila sluh usled vakcine velikog kašlja, a ja sam ipak dozvolila da primi i druge vakcine, baš kao i ostala deca iako sam uvidela da je broj vakcina koje je primilo moje treće dete, Mihailo, znatno veći od broja vakcina koje je primila Teodora, a što je sve još pet puta više od broja vakcina koje sam primila ja, a to opet deset puta više od broja vakcina koje je primila moja majka (samo jednu, beseže, protiv tuberkuloze). Moja majka nikada nije bila bolesna, a u bolnici je bila samo dva dana svog života – jednom kada je mene rodila, i drugi put, kada je umrla od moždanog udara. Logični zaključak bi bio, što manje vakcina, to zdraviji život...

Svaka vakcina unosi u organizam otisak bolesti protiv koje dete prima vakcinu. Osim toga, svi već znamo da se oni koji su primili smešnu biznis vakcinu protiv gripa razboljevaju podjednako kao i oni nevakcinisani. A ko se ne razboljeva? Oni s jakim imunim sistemom! Otkako sam na živoj hrani, nisam se prehladila – i o kakvim to vakcinama onda pričamo! Deca koja su od rođenja ili ranog detinjstva uglavnom na živoj hrani, NE RAZBOLJEVAJU SE iako nikada nisu vakcinisana – i to je naučno potvrđena činjenica. "Potrudimo se da veći deo dana deca provode napolju na Suncu ili snegu, da hodaju bosonoga kad god je to moguće, (ravni tabani, koje danas imaju sva deca su posledica ranog navikavanja na obuću. Naše stopalo nije predviđeno da stalno bude zarobljeno i utopljavano. Ono ima potpuno iste reakcije kao naše ruke, a njih stavljamo u rukavice tek na velikom minusu napolju....šta onda činimo svojim stopalima?) da jedu sirovu hranu a ne toksičnu industrijsku ili životinjsku. Autizam takođe, kao i drugi mentalni problemi se mogu tretirati ovakvim načinom života." Ovo sumudre reči dr Slađane Velkov.

Zdravlje vaše dece je u vašim rukama. Preuzmite odgovornost za svoje odluke i iskoračite iz formule da dete treba da bude dobro i poslušno. Prestanite sa emotivnim ucenama i uslovljavanjima "ako pojedeš ovo, daću ti ovo, ako dobiješ peticu, kupiću ti ono što želiš, ako završiš fakultet, možeš da se udaš..." Deca treba da budu ono što jesu – slobodna i kreativna. I ma koliko vam to bilo teško da prihvatite, zapamtite da imaju pravo da sopstveni život vode u pravcu koji sami žele. Već sa dvanaest godina, ljudski mozak ima sve sposobnosti razmišljanja i zaključivanja kao i mozak odrasle osobe, samo nema iskustva. Dakle, već od njihove dvanaeste godine decu bi trebalo da tretirate kao odrasla i odgovorna bića, a ne kao dobre i poslušne robove koji će bruinuti o vama kada ostarite. Vaspitavamo i zlostavljamo decu znatno gore nego svoje roditelje, jer smo od malena naučeni da je najveći zločin na svetu dići ruku na oca i majku. Ali i majka i otac smeju da podignu glas i ruku na dete. Kada baba dođe u kuću, činite sve da joj život bude udobniji, a kada dete dođe u kuću, prilagođavate ga svom okruženju. Kada baba slomi vazu – tešite je, a kada se to desi detetu, ono dobije grdnju. Jednostavno, preokrenite tu priču i poštujte svoju decu kao što poštujete svoje roditelje... a roditelje vaspitavajte kao svoju decu.

Posmatrajte kako su dobre majke u prirodi: dobre su jer svoju decu obučavaju da prežive i budu dobri roditelji. U životu, a ne u poslu, karijeri, školi, na fakultetu. Nije im cilj da njihova deca budu večno uz njih - bespomoćna. Naša deca skupo plaćaju naše greške i zato, učite iz sopstvenog detinjstva.

Postoje samo dve vrste hrane: mrtva i živa, kuvana i presna. Živa hrana je „živa" po tome što, kada kuvanu šargarepu stavite u zemlju, ništa ne nikne, a kad stavite presnu, nešto nikne. Na ćelijskom nivou, jedući sirovu hranu, u organizam unosite žive biljne ćelije, sa enzimima (vitaminima) koji nestaju i pri sasvim blagoj termičkoj obradi, a upravo su oni nosioci sveg blaga: kad ih nema telo troši ograničene sopstvene resurse metaboličkih enzima, i kada ih potroši, umire. Prosto rečeno, jedući živu hranu, produžavate život.

Dalje, mi smo jedini oblik života na zemlji koji termički obrađuje svoju hranu, i jedini koji je toliko bolestan. Šećerna bolest se pojavila kada smo sa meda prešli na prerađeni šećer. Danas gotovo sve što jedemo sadrži šećer koji ne samo što je štetan već i stvara zavisnost (otuda deca ne mogu da žive bez kečapa).

Nekada je dobro ponoviti se, kako bi se gradivo utvrdilo. Kada se nešto ponovi pet puta, ostaje trajno u memoriji. I zato ponavljam, mi smo jedini sisari koji prestavši da sisaju majčino mleko, prelaze na kravlje, i to do kraja života! Životinje nemaju osteoporozu niti ikakav problem sa kalcijumom, jer kalcijuma ima svuda. To su oboljenja koja su posledica uživanja u kravljem mleku - namenjenom za tele, koje ima i rogove i kopita i treba da naraste sa 40 na 200 kilograma za godinu dana! Još jednom podsećam, u kravljem mleku ima kazeina, materije od koje se prave tutkalo i lepak - treba li dalje da pričam? Mlečna industrija, moćna kao i ostale prehrambene industrije od malena nas uči da je kravica dobra...

Za devedeset odsto otrova koje unosimo u sebe zaslužno je meso (od zemljišta i stočne hrane, do antibiotika, veštačkih boja itd) a samo deset odsto potiče od prskanog voća i povrća. Ali, dobrobit živih ćelija je u tome što ojača imuni sistem toliko da bez problema može da se izbori sa tih deset odsto toksina. Još nešto, ljudi nisu rešili pitanje gladi.

Čak i danas polovina čovečanstva jedva preživljava, a biljne hrane ima dovoljno za dvadeset milijardi ljudi! Ili recimo ova strašna istina: kada bismo se mi hranili kao prosečan Afrikanac, što znači jedan obrok dnevno, uglavnom biljni, planeta bi mogla da ishrani 10 milijardi ljudi. Ako se hranimo kao prosečan Amerikanac ili zapadni Evropljanin, planeta može da prehrani 3 milijarde takvih. Nas već ima preko sedam milijardi. Neko dakle, već pati uveliko i umire od gladi zato što se mi hranimo termički obradjenom hranom i mesom. Kilogram spanaća može da potraje kao salata nekoliko dana, a skuvani kilogram spanaća nije dovoljan ni za jedan obrok. Reč je o tome da nema dovoljno mesa za sve nas – a sad pomislite na milijardu goveda, u čijim se crevima stvara opasan gas metan, koji odlazi pravo u atmosferu i uništava ozonski omotač, pa ćete shvatiti da je istina da bismo, kada bi ljudi prešli na biljnu hranu, spasili ne samo sebe same, nego i celu planetu.

Najveći i najmasovniji ubica čovečanstva nisu ni ratovi, ni prirodne katastrofe, ni saobraćajne nesreće. Sve zajedno nije ni prineti efikasnosti najvećeg ubice ljudi - koji se zove holesterol. A nijedna biljka ne izaziva holesterol. Holesterol izazivaju meso i mlečni proizvodi. Začepljenje arterija, moždani udari, infarkti, Alchajmerova bolest, senilnost, bolesti jetre, želuca, creva – dugačka je lista posledica konzumiranja mesa.

Trećina na celom svetu raspoloživih sirovina i fosilnih goriva, kao i polovina ukupnih rezervi pijaće vode troši se na životinje za ljudsku ishranu, a osim toga se truje hrana, uništavaju zemljište, šume i divlje životinje.

Zar nije čudno što o gorivu za svoj automobile, pa čak i o hrani za svog ljubimca, brinete više nego o sebi ili svom detetu? A naše je gorivo jednostavno: kiseonik, voda, sunce. Biljke su jedine koje mogu direktno da pretvaraju sunčevu energiju u materiju, i kada jedete žive biljke, dobijate i u biljkama akumuliranu sunčevu energiju. I to ćete odmah osetiti: nestaju podočnjaci, nestaje umor, koža bez bubuljica blista, nema više tvrdih peta, grubih laktova, celulita, venica, ožiljci nestaju kao rukom odneseni, a krv i metabolizam vam se već nakon tri nedelje tako srede da više ni kijavicu ne možete da dobijete. Deca koja su od rođenja na živoj hrani, nikada se ne razboljevaju.

Živa hrana su voće, povrće, semenke, klice, hladno ceđena ulja, hrana bez soli (presna hrana ima svoju so, koju gubi kuvanjem) - ulja, hrana bez soli, jer presna hrana ima svoju so, koju gubi, ceđena, devičanska ulja (od masline, susama, kikirikija, bundeve, kukuruznih klica, maka, lana) koja se rastvaraju u vodi i limunu, ne lepe se za creva a podmazuju organe tako da sve zaista radi „kao podmazano". Ja imam vrlo jasan i živ osećaj da su mi organi iznutra čisti! Nema znoja, nema mirisa, nema kiseline, a onda vam se promene i misli- nema više onih kiselih i ljutih.

Kad u vašem organizmu ništa ne truli, onda se ni ne osećate trulo. Osim svežeg, i zamrznuto voće i povrće imaju istu vrednost jer enzimi ništa ne gube zamrzavanjem, uništava ih zagrevanje. Da je drugačije, organe za transplantaciju bi blanširali, ali oni bi onda bi i mrtvi, zar ne? Kome je potrebo bareno srce?

Voće treba jesti ujutru, do podneva, jer je to period detoksikacije organizma.

Princip je jednostavan: svakog dana sve, u svim bojama. Ujutru i uveče voćni obrok. Na primer, svakog jutra u blender stavim bananu, kivi, zamrznuto bobičavo voće, klice, med, polen i iz sokovnika - sok od cvekle, šargarepe, jabuke, pomorandže, celera, peršuna, kombinacije su beskrajne, zavisno od godišnjeg doba i sezonskog voća, ali uvek bude bar deset različitih sastojaka, što voća, što semenki, što lisnatog zelenog povrća. Od kilogram i po, dobije se litra gustiša koji podelim na dva dela, pola litre ujutru (to mi je doručak) a pola litre uveče, i to mi je večera. Između pojedem jedan ili dva salatna obroka kojima je osnova uvek zamrznuti kukuruz šećerac i grašak (samo otopljen ili preliven toplom, nikako vrelom vodom) - to su proteini i ugljeni hidrati, zatim pravim sve moguće kombinacije: dodajem paradajz, luk, papriku, rendanu cveklu, rendanu šargarepu, rendanu tikvicu, rukolu, salatu, svo začinsko bilje, rendanu bundevu kad je ima, celer, pa sve začinim onim divnim uljima i, umesto sirćeta, sokom od limuna.

Ne postoji, bar koliko je meni poznato, lek koji se pravi od mesa, ali se zato gotovo svi lekovi prave od biljaka, zato evo nekoliko lekovitih biljaka, za koje znamo od davnina, a zbog kojih nam se moderni ljudi podsmevaju, veličajući antibiotike i druge čarobne pilule za lilule.

JESTIVO BILJE – GARANTOVANO ZDRAVLJE

BELI LUK

Osim eteričnih ulja, oligoelemenata i mineralnih soli, beli luk sadrži vitamine A, B1, B2, PP i C. On je najmoćniji prirodni antibiotik, borac protiv bakterija, odličan antiseptik, sjajan protiv povišenog krvnog pritiska. Stimuliše rad srca, olakšava cirkulaciju i pročišćava krv. Lako se vari, apsorbuje i lako eliminiše kroz creva, bubrege i pluća. Ako dodamo i njegovu magičnu moć „teranja vampira" i afrodizijačke osobine, beli luk postaje čudesan, nenadmašan lek, čak i u borbi protiv kolere.

Beli luk leči: reumatizam, katar, crevne parazite, groznice, grip, visoki pritisak, neuralgiju, žuljeve, bradavice, akne, ekcem, fermentacija u crevima, doprinosi boljem radu žuči, uzima se protiv kolitisa, bronhitisa, artritisa, i mnogih drugih tegoba.

POMORANDŽA

Sadrži vitamine C, A, B1, B2, PP, B5, B6, E, šećere, organske kiseline, aminokiseline, pektin, mineralne soli i flavonoidne glukozide koji štite krvne kapilare i sprečavaju hemoragije.

Bolje je da cele pomorandže stavite u blender nego da samo cedite sok, jer ćete tako sačuvati hranljiva bela vlakna.

Uz sokove sa blendiranom pomorandžom lakše je odvikavanje od pušenja, a ova se predivna voćka koristi u lečenju anemije, malaksalosti, nervne labilnosti, bolesti zavisnosti, infekcije, groznice, migrene, nedostatka vitamina C, nervoze, nesanice, epilepsije, lupanja srca, otežane probave, nadimanja i kožnih bolesti.

ŠPARGLA

Nikad me nije privlačila kuvana, ali mladi izdanci, blendirani sa voćem - to je sasvim druga priča. Bogata je vitaminima A, C i vitamina grupe B, koristi se kao sedativ za srce, kao laksativ, diuretik, odličan je tonik za pluća, a veruje se i da ima afrodizijačka svojstva.

BOSILJAK

Predivan u saksiji, nekad se stavljao u čistu posteljinu i devojke su ga nosile u nedrima da mirišu, pomaže probavu, dezinfikuje organizam, sjajan je u kozmetici, žene su ga nekad rado stavljale u vodu za kupanje i u vodu za parenje lica kod prehlade...

ŠARGAREPA

Njeno lišće je potentnije od korena! A kad ste poslednji put videli lišće šargarepe? Sladak koren je ono što jedemo, a u prirodi, kad bolje razmislite, koja životinja jede korenje? Korenje jedu crvi i mikrobi. Nadzemni deo biljke je najzdraviji. No, šargarepa sadrž karoten (koji naš organizam prerađuje u vitamin A). Reguliše rac creva i jetre, čisti krv, odlična je za vid, sok je dobar za artritis. L kozmetici je „zakon" za podmlađivanje kože...

Jedite je ako imate dijareju ili opstipaciju, artritis, opekotine, bronhitis i ostale asmatične tegobe.

KUPUS

Šta biste rekli da na nekom leku pročitate: pospešuje formiranje i lečenje tela, stimuliše proizvodnju novih ćelija, ubrzava zarastanje rana, reguliše rad creva, pomaže iskašljavanje, probavu, ublažava upale i čireve? Mislim da ne biste verovali da farmaceutska industrija može da stvori takvu čaroliju – i bili biste u pravu. To može samo kupus.

KRASTAVAC

Još od malena mi je krastavac značio nešto zdravo i sveže: mama bi ga ljuštila i na lice mi stavljala koru, koja je tako divno hladila. Narendan, seckan, mleven - taj miris svežine i danas mi je u nozdrvama. Ona potiče od toga što je 95 procenata krastavca najkvalitetnija voda, s mineralima koji čiste krv - krastavac je odličan protiv upala, divan i spolja i iznutra.

TREŠNJA

Čisti od otrova i daje minerale. Posebno se preporučuje osobama koje pate od bolova u zglobovima. Obnavlja krv, mogu da je jedu i dijabetičari, jer je njen šećer fruktoza, koja ne utiče na podizanje šećera u krvi. Da ne pričam o maskama za lice od mlevene trešnje.

LUK

Kad god sam posle roštilja s lukom imala užasne probleme s varenjem, krivila sam siroti sveži luk, a u celoj priči jedino je on bio od pomoći organizmu.

Deluje antibakterijski, bogat je eteričnim uljima, vitaminom C, mineralnim solima, aktivira organe u borbi protiv bakterija i zaraze, podstiče rad bubrega, obnavlja krv, dovodi do podmlađivanja ćelija, odličan kod artritisa i dijabetesa, kontroliše šećer u krvi.

Za dugovečnost nema boljeg leka, preporučujem ga svakog dana u velikim količinama, a kad se meša sa drugim biljkama, nema ni mirisa ni zadaha.

KOMORAČ ILI ANIS

Često ga ubacim u blender sa voćem - zamiriše cela kuhinja, a nisam ni znala da je lek protiv bolnih menstruacija i da bi ga trebalo davati dojiljama jer pospešuje laktaciju i poboljšava ukus mleka.

JAGODA

Odlična u borbi protiv dijareje, reumatizma, bolesti bubrega, pospešuje mokrenje, ubrzava oporavak, sjajna je protiv anemije, artritisa, čisti kožu, jetru, sadrži tanin, vitamine, mineralne soli. Ako se na koži pojavi svrab, nije reč o alergiji, kako s dugo smatralo, već o dokazu njenog moćnog uticaja na čišćenje krvi.

PŠENICA, RAŽ, JEČAM

Ne zna se šta je moćnije. Otkud konju oni divni mišići? Upravo od zobi i žitarica. U živoj hrani, semenke pšenice, raži, ječma, prosa, i kinoe potapaju se preko noći u vodu, i tako klijaju. Seme je najmoćnije tek kada oživi i počne da klija (već drugog dana) i tada ga treba staviti u blender sa voćem ili posuti preko salate.

Pšenica sprečava kardiovaskularne bolesti, a sve žitarice su izvor proteina, neophodnih za rast i razvoj zdravog organizma.

LIMUN

Skorbut je bolest od koje su se ljudi ma otvarale rane po telu i od koje su umirali u najstrašnijim mukama. Samo je jedan limun samrtnika vraćao u život. Možete li da zamislite njegovu snagu i moć? Baktericid, antiseptik, diuretik, antireumatik, deluje protiv arterioskleroze, krvarenja, podstiče izbacivvanje kiselih otpadaka iz organizma, podiže i reguliše metabolizam i jača organizam, koru jedite samo ako je neprskana.

BADEM

Ulje u bademu čini 50 odsto njegove težine. Životinje u prirodi do ulja i masnoća dolaze jedino putem orašastih plodova, a badem je bogat izvor proteina, kalcijuma, fosfora, dakle - prvoklasna hrana. Hrana za mozak. Bademovo mleko je čudesno i daje se veganskoj deci.

JABUKA

Englezi kažu "an apple a day, keeps the doctor away" - „jabuka na dan i lekar je oduvan" kažem ja, i dodajem: ne jedna, nego koliko god možete da pojedete. Jabuka je i hrana i lek, čistač organizma od svih otrova, snižava holesterol i šećer u krvi, hrana stogodišnjaka.

MED

Prirodno gorivo za velike napore. Proizvod najvrednijih bića na planeti. Uravnotežava nervni sistem, reguliše probavu, krvotok, sprečava infekcije, groznice, anemije. U kombinaciji s cimetom - leči sve, od grebanja u grlu do depresije.

BOROVNICA

Još jedan čistač koji dezinfikuje creva i urinarni trakt, podstiče regeneraciju tkiva, naročito kože i sluzokože. Idealna hrana za umorne oči. Otklanja probleme s pamćenjem, a ženama je najbolji prijatelj „od kolevke do groba", od menstrualnih do tegoba u menopauzi.

GROŽĐE

Kao dete sam imala upalu slepog creva, koje je izvađeno, ali prilikom operacije u „famoznoj Tiršovoj" dečjoj klinici, u mom je stomaku ostao neki končić, koji je dva meseca kasnije izazvao uleus (vezana creva). Doživela sam kliničku smrt, a kada je obavljena operacija, odstranjeno mi je desetak santimetara trulog creva. Od tada sam ja živela na laksativima, i moja creva nikad nisu proradila, sve do Australije. Tamo je grožđe vrlo slatko i vrlo jeftino, ja sam jela kilogram do dva dnevno, posle dve nedelje, moja creva su proradila, od onda rade besprekorno. Grožđe je „zakon" ne samo za probavu, već i za povišeni krvni pritisak, artritis, reumatizam, giht, problem sa zglobovima...

ISHRANA BEBE OD ŠESTOG MESECA

Počinju dakle, najslađe papice na svetu... ako ste ikada probali one gotove bebeće formule, papice, znate koliko su neukusne u poređenju sa pravim stvarima... i zato dve nedelje dajte bebi samo GNJEČENU BANANU... uzimajte zrele a ne zelene banane jer u njima ima najviše snage. I to je paradoks, takve banane u supermarketima proglašavaju za "voće drugog reda" a moćnije je po sadržaju od nezrelih, nekoliko puta. Naučite da razlikujete zrelo od trulog...

2. nedelja:	dodajte banani malo soka od mandarine
3. nedelja:	bananu pomešajte sa sokom od jabuke. Bebi ćete dati i čist sok od jabuke
4. nedelja.	isto, kombinujte bananu i jabuku, sokove i pire
5. nedelja:	jabuka pasirana sa bananom
6. nedelja:	jabuka, banana i novi sok - od šargarepe
7. nedelja:	pire od šargarepe, pire od jabuke, pire od banane, sokovi
8. nedelja:	uvesti pire od avokada sa bananom
9. nedelja:	u sokove uvesti parče cvekle
10. nedelja:	pasirana kruška
11. nedelja:	kombinacije kruške, jabuke, šargarepe, avokada i banane
12. nedelja:	šargarepa i grašak, i sve postojeće kombinacije
13. nedelja:	isto.
11. i 12. mesec	uvesti zeleno lišće i alge. I malo ribe.

Sa godinu dana, povećajte količinu zelenog lisnatog povrća, redovno svakodnevno dajte alge, ribu, ako prekidate dojenje, krenite sa mlekom od orašastih plodova.

Svake nedelje tokom sedam dana uvodite novu povrćku: rendane tikvice, krastavac, rukolu, paradajz... i iznova, avokado. Avokado stiže kod nas nezreo, tvrd. Kupite ga i ostavite ga na toplom, zimi pored radijatora, i on će za nekoliko dana sazreti i omekšati. Najbolji je kada je sasvim mek na dodir.

Posmatrajte kako beba reaguje, pa kombinujte. Ono što dete najviše voli, ne uskraćujte mu, i ne žurite.

ISHRANA DETETA OD GODINU DANA

Istraživanja pokazuju da hiperaktivnost dece može da se prepolovi unošenjem organske hrane. Stavite ih na organsku hranu, izbacite im šećere, i nestaće mnoge danas učestale tegobe kao što su alergije, astma, nervoza, pad koncentracije, loše učenje.

Sada, kada imate šansu da zaista budete slobodan, kreativan, znanjem potkovan i životnim veštinama podučen roditelj, kada je vašem detetu već godinu, godinu i po dana, počnite da polako uvodite semenke i orašaste plodove tako što ćete najpre praviti mleko od badema, lešnika, suncokretovog semena, ovsa i heljde.

Kivi i druge jake citruse, uvodite polako tek kada dete napuni godinu i po dana,malo po malo.

U uzrastu od godinu I po, deca obožavaju da sama jedu ne kašasto, već celo voće. Nikada neću zaboraviti kako moj dvogodišnji bucmasti Mihailo, ujutru, na moru, sâm uzima krišku lubenice, seda na stepenice, zuri u more i jede jednu za drugom.

Deci je za rast potrebno mnogo toga, i mnogo više nego odraslima. Tačno je da isključivo i rigorozno hranjenje dece samo biljnom ishranom ne pospešuje njihov rast. Potrebna im je hrana koja u sebi ima faktore rasta, a to je morska hrana - morska trava, alge i plankton. Kit se hrani samo planktonom i račićima, pa od malog sisara za godinu dana postane kolos. Zato u sokove za decu ubacujte morske alge. Druga namirnica bogata "faktorom rasta" jeste kokos. Ne štedite na kokosovom ulju, mažite njime i svoju i bebeću kožu, pravite kokosovo mleko svaki dan. Kod nas je kokos egzotičan i redak, ali kokosovo mleko postoji, a od nedavno i kokosova voda. Cena joj je ista kao i cena industrijskog soka, ali nećete valjda da štedite na zdravlju deteta. Kad smo kod kokosa, uvek sam imala dilemu, kako da otvorim kokos? Danas je apsurdno da je kilogram kokosa jeftiniji od kilograma domaćih jabuka! Ali ga niko ne kupuje, jer prosto,ne ide uz njega objašnjenje kako ga otvoriti... kupim je hrabro dva kokosa ovog leta i obrćem ih, kuckam, čujem unutra bućkanje, znači vode ima... vidim na vrhu jajastog oblika ima kao tri mala udubljenja, tri oka. Probam sa ekserom, jedno je tvrdo, drugo je tvrdo, ali treće je meko! Izbušim ga, provrtim ekserom, nagnem u čašu i iscuri polovina čaše neverovatno slatkaste kokosove vode. I onda krećem da sumanuto udaram čekićem, ali ništa! Tvrd kao kamen! Stanem malo i razmislim. Nemoguće da je jedan šimpanza pametniji od mene, a on nema ni ekser ni čekić... I šta uradim? Odem naravno na Youtube i ukucam: "How to crack a coconut" ili u prevodu, kako razbiti kokos. Izađe desetak snimaka, i ja se uhvatim za najjednostavniji i najprirodniji i onaj koji koristi šimpanza kada bačeni kokos sa drveta neće da se otvori. Dakle, čista fizika, dejstvo mnogo malih sila na mnoga susedna mesta. Tupim delom velikog noža udaram o kokos i prevrćem ga u ruci, kao što majmun radi, kucka ga o kamen i prevrće ga. Posle nekog vremena, pojavi se pukotina po sredini i kokos se spontano otvori! Onda se izguli belo meso, u blenderu izradi sa onom kokosovom vodom i još vode i dobijete kokosovo mleko, litru. litru i po od jednog kokosa. Ali možete da koristite i vrlo jeftino kokosovo brašno, dodajte mu vode i hladno ceđeno kokosovo ulje i kokosovo mleko je gotovo!

Treća neverovatna namirnica koja sadrži faktor rasta i najbolji je izvor omega - 3 kiselina na planeti, a služi i kao hrana pomenutim najvećim sisarima na planeti, kitovima, jeste račić koji se zove kril. Krilovo ulje već se pojavilo na tržištu i apsolutno ga preporučujem kao dodatak ishrani trudnica, dojilja, male i velike dece.

Dosadašnja istraživanja ukazala su na udeo omega - 3 masnih kiselina iz ribljeg ulja u lečenju kolitisa. Krilovo ulje takođe sadrž omega - 3 masne kiseline, koje se razlikuju od onih u ribljem ulju, al za razliku od ribljeg ulja, sadrži i antioksidanse.

Osnovna hrana svih životinja na planeti jeste zeleno lišće. Osnovna hrana svih stanovnika mora i okeana jeste račić kril.

Krilovo ulje (ulje antarktičkog krila) najbolji je izvor omega - 3 masnih kiselina na svetu. Baš kao riblje ulje, i ulje antarktičkog krila sadrži i omega - 3 masne kiseline, eikosapentanojsku kiselinu (EPA) i dokosaheksaenoičnu kiselinu (DHA). Međutim, dok se većina ribljih ulja nalazi u obliku triglicerida, ulje antarktičkog krila ima oblik fosfolipida, dakle veća mu je stabilnost i sadrži prirodni antioksidans

Astaxanthin, što mu dodatno povećava stabilnost. Kod nas ga je malo teže nabaviti čak i u radnjama zdrave hrane, ali neke od njih nude mogućnost poručivanja. Uostalom, uvek možete da ga naručite i preko interneta. Uostalom, sve dok nema krilovog ulja, dobro je i riblje ulje.

Sledeće što je deci potrebno jesu proteini. Ranije se mislilo da je meso jedini i najbolji izvor belančevina. Čak se verovalo da su nam za razvoj neophodne belančevine životinjskog porekla. Ali ko zna hemiju, zna i da se sve belančevine sastoje iz amino kiselina, i da ne postoje životinjske i biljne amino kiseline - amino kiseline su amino kiseline. Najbolji izvor proteina, danas znamo, jeste ono što zovemo super hranom. Koja je to super hrana?

Broj 1.	konoplja,
Broj 2.	alga spirulina
Broj 3.	peruanska maka
Broj 3.	godži bobice
Broj 4.	pčelinji polen
Broj 5.	rogač
Broj 6.	aronija

Ispričaću vam sada nešto čudovišno ali istinito, vezano za aroniju, što se zbilo ovog leta. Potražili su me očajni roditelji trogodišnjeg deteta kome je sasvim iznenada tek sada otkriven karcinom bubrega u poodmakloj fazi, za koji lekari tvrde da je urođen ali ne umeju da odgovore kako to da ga niko nije uočio, primetio, otkrio na svim sistematskim pregledima kroz koje prolazi malo dete od svog rođenja... savetovala sam im da dete odmah pređe na živu hranu, da pije što više vitaminskih "bombi", sokova od super hrane i naravno, pomenula sam aroniju. Kada su to roditelji ponovili i svom lekaru, on im je doslovno rekao "Nipošto nemojte davati aroniju, to će dati lažnu sliku o dobroj krvnoj slici". Ostala sam bez teksta, čuvši ove "mudre" reči i samo poručila roditeljima da izaberu između dve mogućnosti: da budu dobri i poslušni prema lekarima ili da spasu dete. Poslušali su me, dete je i samo odbijalo da jede meso i prosto uživalo u obrocima svežeg voća, povrća i super hrane, rađeno je šest strašnih hemioterapija, ali je krvna slika sve vreme bila odlična, zahvaljujući ishrani živom hranom. Dete kome su stručnjaci sa onkologije predviđali par meseci života izgleda da više ne želi da ih posluša i umre. Lekari kažu da to još nisu doživeli u praksi, ali im ne pada na pamet da uvedu ovakvu hranu na dečju onkologiju. A kada sam roditeljima i deci obolelim od raka htela da održim predavanje o prednostima izlečenja živom hranom, zabranjeno mi je, pod izgovorom da ne treba uticati na roditelje.. naravno da ne, ali im treba dati punu informaciju, da bi oni umeli da donesu pravu odluku! Držati ih u neznanju je zločin!

Vratimo se na super hranu.

Konoplju, rogač, polen, aroniju i spirulinu odavno imamo na tržištu. Od nedavno nam je dostupna i zlatna peruanska maka. Ova super hrana je zaista super i koristi se u malim količinama: kašičica - dve dnevno, a efekat je neverovatan. To je zapravo čist, najkvalitetniji protein, a ne oslabljen, oskudan, loš, kakav nalazimo u industrijskom mesu. Amino kiseline se u mnogome uništavaju termičkom obradom.

Vitamin B 12 pominje se kao ono što nedostaje u ishran biljnom hranom. Dugo su vegetarijanci morali da uzimaju tablete vitamina B 12. Pomenuto krilovo ulje sadrži ovaj vitamin, a takođe ga ima i u fitoplanktonima. Dakle, u ishranu trudnica, dojilja i dece uvedite morsku hranu, alge i fitoplanktone, nemojte da robujete onom starinskom "mi smo na Balkanu, kontinentalci, nama treba naša hrana, iz našeg podneblja, a ne neka fensi, morska"... najpre - prvo nije tačno, i mi smo bili more nekada, i Panonsko more nam je na domak ruke. A drugo, zašto ne bismo usvojili nova saznanja nauke i na super hrani podizali super decu? Možda će ona imati više pameti da ne upropaste same sebe, svoje zdravlje i zdravlje ove planete - mi se baš nismo najbolje pokazali.

Minerali potrebni za rast dece takođe se nalaze u super hrani. Peruanska maka je, na primer, odlična za porast kvaliteta i količine majčinog mleka.

Između ostalog, od ključne je važnosti i vitamin K2, kog zaista najviše ima u pilećoj džigerici, tvrdim sirevima, mesu, mlečnim proizvodima, puteru i jajima. Zato ne bi trebalo biti dogmatičan, pogotovo ako nemate uslova ni sredstava da nabavite skupu super hranu, pa detetu treba slobodno davati i malo namirnica životinjskog, po mogućstvu organskog porekla. Dakle, jedno organsko jaje nedeljno, (umutite žumance sa medom i kokosovim mlekom), puter (dobar je za oči, pun vitamina D), kozji jogurt, mladi sir, surutku, barenu ribu - ali uvek gledajte da bar 70 procenata unete hrane bude živo. I zasadite aroniju na terasi ili dvorištu! Polen, mleč i med su bar nešto čega imamo u izobilju. Nemojte da zaobilazite konoplju, preklinjem vas. Kompleks vitamina K nalazi se, naravno, u svom zelenom lisnatom povrću, od spanaća, zelene salate, praziluka, preko kupusa, brokolija, karfiola, graška, patlidžana, do cerealija, biljnih ulja i jabuke...

Tek kada napune dve godine, deci je sasvim izgrađena jetra i tada možete da počnete da u „smutije" ubacujete i gorko zeleno lišće poput peršuna. Avokado, s druge strane, deci možete da dajete već od sedmog meseca života. Posle godinu i po do dve godine, krenite pojačano sa super hranom.

Deca imaju instinkte koje će kasnije izgubiti, i ako vaše dete posegne za mesom, pustite ga. Uostalom, ići će na rođendane svojih vršnjaka, probaće i mekdonalds na žalost, i ješće kičaste hemijski obojene torte, ali ne brinite. Njihov je imuni sistem dovoljno snažan da sve to neutrališe. Ne prekorevajte ih, ne kritikujte, samo ih posmatrajte. Vaše je da ponudite, njihovo da izaberu.

Posle dve godine ishrane samo stopostotno živom biljnom hranom, jednog dana mi se jela slanina. Iz čista mira. Otišla sam i kupila, i tri dana jela slaninu, uz ostalo povrće i voće. I onda mi se više nije jela. Mom je telu bilo potrebno nešto čega ima u slanini i ja sam to poštovala. Nema grešnika, postoje samo greške, a one su kreativne. Slobodno grešite, nešto ćete iz toga i da naučite. Na primer, tri godine nisam pila kiselinu koju zovemo kafa, a onda sam u nekoj euforiji naručila mali espreso sa šlagom. U roku od pola sata nešto me je strašno zabolelo u predelu između jetre i želuca - ta kiselina nije prijala mom stomaku. To sam naučila iz te greške....dakle grešite slobodno, ali pratite kako to deluje na vaše telo i vašu dušu. I naučite nešto iz tih grešaka...

Istu slobodu izbora pružite i svojoj deci. Nećete moći da kontrolišete šta dete jede van kuće, da i ne pominjem surove bake koje će insistirati na drevnoj (i tako pogrešnoj) ishrani. Ali neka probaju, imajte poverenja u svoj pravilan početak. Variće tu gibanicu tri dana, na nos će im izaći loša pica, pokvariće stomak kad-tad tom hranom, uvideće kako je to loše i tada pričajte o tome. Deca ne vole da budu bolesna, i slaba, i nikakva. Ako im objasnite da je to od hrane, biće mudrija sledeći put. Čovek je radoznalo biće koje uči samo na greškama, kao i svi drugi u prirodi.

Podižite slobodnu i kreativnu decu, s ljubavlju i razumevanjem, ponašajte se prema njima kao ravnopravnim bićima a ne podređenim robovima, slušajte ih, čujte, i dopustite im da greše. Greške su prilika za razgovor. Ne mislim na stvari koje su opasne po život, tu morate da reagujete ranije... moja su deca bila toliko živa i toliko su se povređivala, da više nisam znala šta da radim. Štake sam držala u prtljažniku automobila, za svaki slučaj - trinaest preloma za dve godine, uvek u školskom dvorištu, od gurkanja, prebrzog rasta kostiju. Ništa od toga nisam mogla da sprečim. I onda sam se divila roditeljima čija deca prežive do puberteta! Ja sam se samo borila goli život da im sačuvam - a onda sam kupila knjigu "Kako sprečiti nesreće kod svoje dece" i shvatila šta znači preventivna edukacija. Razgovor, filmovi, primeri, iskustvo – obučavate ih da padaju, da se pripreme za neke nezgode.

I hvala bogu, porasli su i preživeli godine stasavanja.

A SAD SLEDE RECEPTI ZA DECU I ODRASLE!

BADEMOVO MLEKO

Šolja badema
Štap vanile
Med ili nekoliko suvih šljiva, ili nekoliko nekandiranih urmi
Prstohvat cimeta

U mnogim receptima ćete naići da bademe treba potopiti u vodu nekoliko sati. Zašto? Zato što semenke imaju u sebi blokatore klijanja, i oni se deaktiviraju u dodiru sa vodom. Seme oživi kada se potopi u vodu. Ali badem nije žitarica, i u dodiru sa vodom stvara vrlo opasan otrov, cianid. U receptima piše da tu vodu treba baciti, zatim dobro isprati bademe, naliti ih sa 3 šolje vode, i proraditi u blenderu dok smesa ne pobeli. Pošto sam dobro istražila sve vezano za badem, tvrdim da ne samo da nije preporučljivo da se badem predhodno kvasi, već to može da bude i opasno. Dakle, nema potrebe da komplikujete stvari. Stavite badem direktno u vodu u blender, sameljite ga. Procedite ga zatim kroz gazu ili muslin, dodajte mleku vanilu, med, urme ili bananu, ponovo proradite u blenderu i odmah koristite. U frižideru može da stoji 24 sata.
Za čokoladno mleko dodajte kašičicu organskog kakao praha ili rogača.

Ako pravite mleko od žitarica, obavezno žitarice prvo potopite u vodi preko noći. Tako može da se pravi mleko od integralnog pirinča, lešnika, ječma, pšenice, prosa, konoplje. Princip je uvek isti: potapanje semenki, zatim ih blendirati i procediti.

Onome što preostane u gazi dodajte limun, začine po želji i maslinovo ulje i dobićete sir od badema.

KAŠICA OD POVRĆA

Šolja svežeg povrća (grašak, šargarepa, bundeva)

Povrću dodajte malo tečnosti (majčino mleko, bademovo mleko, filterisanu vodu, kokosovu vodu ili kokosovo mleko) i proradite u blenderu dok ne nastane glatka kašica. Počnite sa pojedinačnim povrćem, pa onda kombinujte po dve vrste, na primer grašak i šargarepu.

OSNOVNA KAŠICA OD VOĆA

3/4 šolje zrelog voća (breskve, nektarine, banane, kruške, kajsije, jabuke, dinje)
Kašika majčinog mleka, bademovog mleka, filterisane vode ili kokosovog mleka

Oljuštite voće i ako nemate jak blender, kao što je VITAMIX, koji bez problema melje semenke, očistite voće od semenki. Proradite u blenderu dok ne postane kašasto. Služite odmah ili čuvajte u frižideru nekoliko sati.

Semenke jabuke, lubenice, kruške, pomorandže, imaju u sebi dragocena ulja i šteta ih je baciti. Ali ako nisu sasvim samlevena, samo će proći kroz creva a creva će se i malo namučiti sa njima...
Jezgra semenki šljive i kajsije su puna vitamina B 17 koji je nezamenljiv lek u borbi sa malignim oboljenjima, zato ne bacajte semenke kajsije, skupljajte ih a onda zimi, sve u šesnaest, krckajte ih i grickajte ova lekovita jezgra...

ŠARGAREPA – JABUKA

Pola lepe jabuke, očišćene i oljuštene
Pola šargarepe oprane i ostrugane
2 kašike soka od pomorandže
Kašičica soka od limuna
Možete uraditi I duplu meru, podeliti na dva dela i pojesti tokom dana.
Sve sastojke proraditi u blenderu dok ne dobijete divnu kašicu.

NAPITAK OD HELJDE

Šolja heljde
1 banana
3 urme

Svašta može da se uradi sa ovom divnom žitaricom! Možete da je isklijate i da koristite klice. Kako? Heljdu namočiti pola sata u vodi, prosušiti, naliti novu vodu, ostaviti da klija 12 sati, zimi i preko noći. Ispirati klice na 12 sati, dok ne izniknu lepe i duge klice. Dobro ih prosušiti i staviti u dehidrator samo na mrežu, 24 sata. Ove klice možete da čuvate na suvom, u dobro zatvorenoj tegli. Posuti omiljenim travkama ili potopiti u bademovo mleko i piti kao cerealije za doručak. Ili samleti na suvo i koristiti kao začin. A brz lep napitak možete da napravite i ovako:

Heljdu koja je bila nekoliko sati namočena nalijte svežom vodom, u srazmeri jedan prema tri, i proradite u blenderu. Procedite mleko kroz gazu ili muslin, vratite mleko u blender, dodajte 3 urme, 1 bananu i ponovo blendirajte. Popijte odmah, da vas deca ne preduhitre...

ŠEJK OD KONOPLJE I BANANE

2 banane
2 kašike mlevenog semena konoplje
Pola štapića vanile
3 šolje čiste vode

Predivan, kremasti šejk - sve sastojke staviti u blender i odmah konzumirati...

Umesto konoplje, možete da kombinujete kašiku mlevenog lana i kašiku mlevenog susama.

LEDENA POSLASTICA OD BRESKVE

Pola šolje bademovog mleka
Šolja seckanih breskvi

Kašika meda
Bademovo mleko staviti u modlu za led i zamrznuti. Kockice sleđenog mleka staviti u blender sa breskvama i medom, napraviti sladolednu masu i odmah služiti.

PUDING OD JAGODA I KOKOSA

Kašika hladno ceđenog ulja od kokosa
(ili malo kokosovog mleka ili kokosove vode)
Šolja jagoda
Kašičica vanile (ili pola štapića)
2 - 3 kašike agave nektara (sirupa) ili kašika meda

Sve sastojke stavite u blender i odmah pređite na stvar!

NAPITAK OD OVSA

Pola šolje ovsenih pahuljica
Čista voda, majčino, bademovo ili kokosovo mleko
Banana ili malo jagoda
Kašika meda

Potopiti pahuljice nekoliko sat, procediti, dodati druge sastojke i - u blender!

KOKOSOVO MLEKO

Kokosovo mleko je odlično za doručak, u supama, slatkišima, karijima, da ne pominjem kozmetiku.

Zaobiđite, koliko možete, konzerve kokosovog mleka (kao i sve ostale) jer možete i sami da ga napravite. Kako? Lako, to može svako, evo,ovako:

2 šoljice organskog kokosa
2 šoljice tople vode
2 šoljice vode sobne temperature

Kašičica ekstrakta vanile (ili još bolje parče štapića vanile)
2 kašike meda (sirovog)

Natopite kokos u toploj vodi i ostavite 20 minuta.
Sipajte mešavinu u blender, dodajte preostalu vodu, vanilu i med.
Dobro miksirajte.
Procedite kroz gazu.
Staklenu bocu sa kokosovim mlekom držite u frižideru.
Rok trajanja je 3 dana.
Uživajte!

U kokosovo mleko možete da stavite cimet, sirovi kakao prah, prah peruanske make, muškatni oraščić... Takođe možete da napravite šejk ili „smuti pa popij" piće. U Zanzibaru su mi svakog dana davali šejk od banane, ananasa i kokosa. Ukoliko želite da ga koristite za jela i supe, napravite kokosovo mleko bez vanile i meda.

Kokos izuzetno rashlađuje, pa je mleko, ili čorba od kokosa – sjajan izbor za vrele letnje dane.

BANANA KREKERI ZA MALIŠANE KOJI SU PROHODALI

Šolja i po lanenog semena
Pola šolje susama
3 banane
Pola šolje oraha

Za sve sledeće recepte o krekerima, pominjaću izvanredno pomagalo u prirodnoj ishrani živom hranom – dehidrator ili sušač. Ako ga nemate, probajte leti direktno na suncu ili zimi u rerni, sa otvorenim vratima, na najnižoj temperaturi. Ali, najniža temperatura u rerni je 50 stepeni, što je dovoljno da se unište enzimi i vitamini, zato je povremeno isključujte a vrata nikako ne zatvarajte. Rerna će i da vam potroši mnogo struje, a možete eventualno dva pleha da stavite, dok u sušač staje i devet mrežastih plehića. Ali verujte mi, mogućnosti korišćenja dehidratora su neverovatne, od sirenja bademovog sira, do podgrevanja živih čorbi, sušenja ribe, pravljenja suvih krekera, hlebova, palačinki... a sve živo i predivno!

Potopite seme i orahe nekoliko sati. Procedite i proradite u blenderu, zatim smesu vadite kašikom i stavite u dehidrator, na 4 sata i na 40 stepeni. Okrenuti krekere i sušiti ih još 6 sati, da budu hrskaviji.

Umesto jedne banana, možete da ubacite i grožđice ili brusnice.

Dajte malim ljudima keksiće u ruku i neka krenu u istraživanje sveta!

ČOKOLADNI ŠEJK

2 kašike čistog, nezaslađenog kakao praha
Šaka badema
1 banana
2 jabuke
1 šargarepa
2 lista kelja
Parče anisa
2 kivija
Šaka malina
2 pomorandže
3 dcl vode
Pola velikog nara

Sve ubaciti u jak blender ("vitamix"), 20 sekundi na turbo brzini
Fenomenalno!

Sladoled ASANTE SANA (Hvala, na kisvahiliju)

1 banana
Paket smrznutih malina
Paket smrznutih jagoda
4 kockice leda

Zamrznite bananu preko noći. U „vitamix" stavite smrznutu bananu, paket smrznutih malina, paket smrznutih jagoda i četiri kockice leda. Izmešati u jakom blenderu jedan minut, dok ne postane glatka smesa. Sipati u posude i odmah služiti ili zamrznuti. Ukrasiti listićima sveže mente i svežim jagodama. Ako imate dve banane, izbacite kocke leda.

SLADOLED OD BANANE

Tri - četiri prethodno zamrznute banane proradite u „vitamix" blenderu dok se ne pretvore u glatku sladolednu smešu – i odmah se prepustite uživanju!
U živom sladoledu banana je zapravo ona kremasta masa koja zamenjuje mleko - tako možete da kombinujete sladolede po volji i želji, da dodate štapiće vanile, mleveni badem, grubo mlevene lešnike, cimet, brusnice, borovnice, ukratko: igrajte se i uživajte!

Za ljubitelje pudinga, evo nečeg genijalnog
GENIJALNI PUDING

1 jabuka,
1 pomorandža
Malo narendane kore od pomorandže,
2 kašike dinje,
Pola štapića vanile,
Šaka sirovih indijskih oraha

Sve sastojke staviti u blender dok smesa ne počne da liči na puding
Sladokusci će ovaj puding posuti grožicama...

PALAČINKE

Testo:
2 kruške
2 banane
Malo mlevenog semena lana

Testo napraviti u blenderu od kruške, banane i malo mlevenog lana. Staviti palačinke u dehidrator na nelepljivu podlogu, 6 sati na 35 stepeni, pa prevrnuti i sušiti još nekoliko sati.

Kada su gotove, palačinke mazati sledećim prelivima:

SIROVA NUTELA

Med
Kakao prah
Mleveni susam
Pomešajte med sa kakao prahom i malo mlevenog susama - i to je to!

DŽEM OD JAGODE

Mlevene jagode sa agave nektarom ili malo meda. Ako su jagode sveže, sameljite ih zajedno sa lišćem.

DŽEM OD MALINE

Mlevene maline sa malo meda.

DŽEM OD JABUKE I NARANDŽE

Pasirana jabuka i narandža sa vanilom i kašikom meda.

LIMUNSKI PREMAZ

Med, limun, malo mlevenog susama i malo cimeta.

SUSAM BANANA KREM

Za svu decu sveta...
Sirovi susam
Banana

Susam potopite u vodi četiri sata. Pažljivo ga procedite i ostavite u frižideru još četiri sata, da proklija. Možete da ga ostavite i preko noći. Klice susama blendirajte sa bananom.

Susam je pun kalcijuma, magnezijuma, gvožđa, i s pravom ga stavljamo u kategoriju super hrane.

SMUĆKO ZA SUPERMENE

Konopljino seme
Voda
Urme

Osnova ovog moćnog napitka je mleko od konopljinog semena. Pravi se isto kao i sva mleka od semenki, dakle, kao i bademovo, u odnosu 1 prema 3. Prethodno potopljene u vodu, semenke konoplje blendirajte s vodom, zatim procedite. Dodajte urme, bananu, med, kakao, rogač, vanilu, suve šljive, po želji, radi slatkoće i ukusa, i pravite milk šejkove...
I još nešto:

Seme konoplje jedan je od najhranljivijih elemenata na zemlji. Ukus je sličan ukusu semena suncokreta. Kao brašno predstavlja hranu velike hranljive vrednosti. Seme konoplje fantastično čisti debelo crevo , a takođe je i idealan izvor energije pre sporta.

Ulje semena konoplje - prirodni lek za razne zdravstvene probleme.

SRCE - Ulje konoplje igra važnu ulogu u održavanju zdravlja kardiovaskularnog sistema. Brojne studije potvrđuju činjenicu da Omega - 3 ulja smanjuju trigliceride i holesterol. Omega - 3 masne kiseline su efikasne i u snižavanju krvnog pritiska i nivoa fibriogena, ključnog markera ateroskleroze.

KOŽA - ulje konoplje daje masne kiseline neophodne za održavanje zdravlja i elastičnosti ćelijske opne, ima antivirusno, antibakterijsko i antigljivično dejstvo. Zato je idealno za negu kože. Osim ulja od susama, konopljino ulje takođe daje dobre rezultate u lečenju mnogih hroničnih zapaljenja i alergija na koži, kao što su ekcem i psorijaza.

NERVNI SISTEM - u ćelijama konoplja štiti korice mijelina (izolacija oko nervnih ćelija). Kod dece, Omega - 3 i Omega - 6 imaju ključnu važnost za zdrav razvoj mozga i kognitivnih funkcija. Osim toga, izuzetna je za smanjenje hiperaktivnosti dece i drugih problema u ponašanju. Zapravo, sva živa hrana pomaže u tome da organizam nađe ravnotežu i funkcioniše na svom optimalnom nivou.

HORMONSKA RAVNOTEŽA - konoplja je jedina biljka jestivog semena koje sadrži gama-linolensku kiselinu, korisnu u lečenju simptoma PMS i menopauze. Masne kiseline konoplje su na duge staze najprikladniji izvor GLA. Osim toga, bogata je magnezijumom.

ANTI-UPALA – Omega - 3 masne kiseline pomažu proizvodnju prostaglandina serije 3 (PG3), supstance koje deluju kao hormoni. Ulje semena konoplje daje masne kiseline za dugoročno lečenje artritisa .

IMUNI SISTEM - esencijalne masne kiseline poboljšavaju funkcije imunog sistema, pomažu regulaciju crevnih bakterija i doprinose povećanju ćelijske energije za eliminaciju toksina.

VOĆNI ŠEJKOVI ZA DECU I ODRASLE

Verujte, ako želite da u školi mozak vašeg deteta radi optimalno, da dete ima energiju, da nije gladno i da nije pospano, dajte mu za doručak:

KOKTEL "PRVI DAN ŠKOLE"

Šolja lubenice
Šolja dinje
Pola paketa smrznutih jagoda ili malina
Pola male cvekle
2 male šargarepe
2 kašike konopljinog praha (ili mlevenih badema)
2 nektarine ili breskve
2 kašike meda
Kašika kokosovog brašna
Šolja vode

Ovo je dovoljno za skoro dve litre moćnog soka. Dajte detetu sok i kad se vrati iz škole.

KOKTEL „MATEMATIKA"

1 banana
2 pomorandže
2 male šargarepe
3 nektarine ili breskve
Pola paketa smrznutih jagoda
Pola oljuštenog limuna
2 kašike meda
Jedan list sirovog kelja
Kašika izmrvljenih prethodno u vodu potopljenih algi

Banana i kelj su hrana za mozak, sadrže kalijum i druge elemente koji će pospešiti rad i energiju mozga. O algama da ne pričam...

Iako u matematici ne treba sabirati babe i žabe, praveći ovaj koktel možete da brojite sa detetom sastojke, maline, da na limunu učite razlomke, kao i cepkajući list kelja... Pravite skupove srodnih biljaka, skup voća, skup povrća, skup algi, skup meda... budite kreativni i vi, pa će takvo biti i vaše dete!

KOKTEL „SPRSKI JEZIK"

1 banana
Šolja bademovog mleka (ili ovsenog, pirinčanog)
Kašika kakao praha
Kašika mlevenog rogača
2 kašike meda
Pola štapića vanile

Bomba sa ukusom čokoladnog milk šejka od koje će dete progovoriti na sedam jezika! Pričajte mu o bananama, o drvetu kakaoa, o tome šta je to rogač, o pčelama koje prave med, o drvetu i plodu vanile, o dalekim tropskim plažama sa kojih brodovima stiže ovo rajsko voće, ispričajte priču iz svog detinjstva vezanu za banane, predložite detetu da smisli šta se sve može napraviti od banana - čuvena afrička pevačica u Parizu, Žosefina Beker, dvadesetih godina prošlog veka proslavila se fotografijom na kojoj je bila odevena samo u suknjicu od banana! Ispričajte mu i priču o najorganizovanijem društvu na planeti, društvu pčela, u kojem svaka zna u svakom trenutku šta treba da radi... neke su radilice, neke čuvari, neke vojnici, neke prevrtačice, neke bogami i banditi... zalutalu pčelu ako nosi med, čuvar će pustiti u košnicu, ali ako ne nosi med, neće... čim kroči u košnicu, pčela dobija miris te matice, po kojoj je druge pčele prepoznaju.... u vrućim danima, red radilica kao po komandi stoji ispred košnice i maše krilima, stvarajući ventilaciju, što je vrelije, biće i dva, tri reda... pčele znači imaju prirodni erkondišn...

U vreme sankcija, medari iz Rumunije donosili bi med na jednu stranu granice, a sa naše bi medari doneli pčele. Za nekoliko sati pčele bi prenele stotine kilograma meda, i tako se lepo švercovalo medom a da niko od zvaničnika nije mogao ništa da uradi...

Eto, kako od par sastojaka jednog šejka može da se napiše čitav roman!

KOKTEL "PRIRODA I DRUŠTVO"

Od prirode:

1 banana
1 šargarepa
Pola cvekle
1 pomorandža
Pola limuna
Pola kutije borovnica ili šumskog miksa
List celera ili zelene salate

Od društva:

Kašičica peruanske make, konoplje ili rogača (super hrana)
Kašičica polena (pčelinje društvo)
Kašika meda

Dok pravite koktel, mogli biste i da ispričate ponešto iz ekološke istorije čovečanstva, na primer:

U Americi su, pre 150 godina, nebom letela jata golubova selica - bilo ih je toliko da bi pomračili bi nebo leteći sa severa na jug, a samo ste jednim metkom mogli da oborite i 40 ptica, jer su jata letela u slojevima, jedno iznad drugog. Za samo pola veka, Njujork i Vašington su POJELI PET MILIJARDI golubova selaca i istrebili ih sa lica zemlje.

Samo zato što nisu bili ničiji... A možda i zato što su bukvalno tumačili Bibliju, u kojoj piše da je Bog sve na Zemlji stvorio zbog čoveka... a istina je mnogo drugačija. Kada bi sa lica Zemlje nestali svi insekti, šta bi se desilo? Život bi nestao. Kada bi svi ljudi nestali sa lica Zemlje, šta bi se desilo? Život bi procvetao. Danas se često kaže da je planeta ugrožena. Nije naša planeta Zemlja ugrožena, ona je mnogo starija i mnogo adaptilnija od nas, ona će naći način da nastavi da postoji. Ali mi smo ugroženi, jer pitanje je, ako ovako nastavimo da se odnosimo prema prirodi, da li ćemo mi preživeti? Planeta sigurno hoće, sa nama ili bez nas...

Za manje od pedeset godina, Amazonske šume, u kojima je 50 procenata sve pijaće vode sveta, i koje s pravom zovemo pluća sveta, biće posečene. Niko ne može da kontroliše ilegalnu trgovinu i danonoćnu seču drveta od koga živi siromašni Brazil. Sa svakim drvetom nestaje i po 40 gnezda ptica, od kojih neke nisu nikada ni pronađene. Plemena koja žive u dubini Amazona već sada su desetkovana od hepatitisa B i drugih bolesti od kojih oni nisu imuni kao mi. Ali nije samo Amazonija ugrožena. Grenland će se otopiti, nivo okeana će se podići za 6 metara. Na planeti će biti oko milijardu izbeglica. A moćnici se danas svađaju ko će imati prava na eksploataciju nalazišta nafte ispod Grenlanda? Kao da će biti ikoga koga će to još da zanima u godinama promena koje stižu... To je svet u kome će vaša deca biti u najboljim godinama a vaši unuci će se radjati i pitati vas, "Je l' moguće da ste znali, a da ništa niste uradili?" Šta ćete tada da odgovorite?

KOKTEL "MUZIČKO"

Grozd grožđa
Šolja lubenice
Šolja dinje
Kokosovo mleko (komadiće kokosa ili kokosovo brašno blendirajte sa vodom, pa procedite)
Smrznute maline

Uz ovaj koktel pustite tihu baroknu muziku, najbolje Vivaldija, to je muzika savršena za alfa talase u mozgu. Dete će biti vedro, smireno i raspoloženo... a možda vam se pleše? Ima jedna predivna pesma "Prodavačica kokosa (Coconut woman)" koju peva Hari Belafonte. Nađite je na youtube-u, i pustite detetu. Dešava se naravno na ostrvu Jamajka, jednom od rajskih ostrva koje je čovek pretvorio u pakao, dovodeći robove iz Crne Afrike na ubitačne plantaže šećerne trske i banana. Žena ide plažom i prodaje kokos. Svojim budućim kupcima kaže da je kokos dobar i kad mu se doda malo ruma, i kad se skuva sa pirinčem i kao slatkiš. Dakle, dobar je i za tatu i za mamu i za dete... Stih koji se ponavlja je "kokos je pun gvožđa i od njega bićeš jak kao lav"

KOKTEL "LIKOVNO"

Ovaj koktel zahteva zajednički rad sa decom
Napravite dugin spektar voća i povrća...

CRVENO:	jagode, maline, brusnica, ribizla
NARANDŽASTO:	šargarepa, pomorandža
ŽUTO:	limun, grejp
ZELENO:	list zelene salate ili kelja ili malo peršuna
PLAVO:	borovnica, šljiva
LJUBIČASTO:	cvekla, višnja

Kad se sve pomeša, šta se dobija, koja boja? Radite tako postepeno i u blenderu, neka vidi dete kako boje dominiraju, mešaju se i prepliću...

Možete i da pravite voćno povrćnog čiča Glišu – kosa neka bude rendana šargarepa, grašak oči, paprika nos, usta od šeri paradjza, uši od krastavca...

Za one napredne, postoji čitav novi likovni pokret, zapravo vajanje ili rezbarenje kore lubenice. Možda će baš vaše dete biti proslavljeni umetnik na festivalima voćnih rezbarija?

KOKTEL "HEMIJA"

Kad pravite voćne koktele, trebalo bi da znate koji se minerali i hemijski elementi nalaze u njima i da tome podučite i svoje dete. Dakle, voće sadrži vodu i suvu materiju

VRSTA VOĆA	SADRŽAJ VODE (%)
Grožđe	79
Breskva	80
Šljiva	80,4
Trešnja	81,7
Kruška	83
Jabuka	83
Malina	85
Kupina	85
Kajsija	86
Jagoda	92

Suva materija se sastoji od šećera, kiselina i drugih rastvorljivih materija, kao i od nerastvorljivih materija (skrob, celuloza).

Voće sadrži minerale

VOĆE	KALIJUM	NATRIJUM	KALCIJUM	MAGNEZIJUM
Kajsija	305	30	28	19
Breskva	363	30	20	16
Jabuka	248	26	16	9
Kruška	155	14	19	12
Višnja	256	20	37	26
Šljiva	214	18	28	17

Grožđe	255	26	30	17
Jagoda	161	18	40	18
Kupina	260	23	22	9
Malina	224	10	40	22
Crna ribizla	350	32	36	31

Ako detetu uradite krvnu sliku po elementima, videćete koji mu minerali nedostaju, pogledajte tabelu i dodajte veće količine voća koje sadrži taj elemenat. Voće je prava hemijska laboratorija, i to živa u prirodi! Ako zavoli voće, voleće i hemiju...

Možda ga čeka budućnost kao bio tehnologa, fito farmaceuta, možda otkrije jednu od najvećih misterija sveta – kako su drevni narodi Meksika uspeli prvi da izvedu bio inženjering i stvore najneverovatniju žitaricu na Zemlji, bez koje bi nam život bio nezamisliv – kukuruz! Kukuruza nema divljeg u prirodi, on je u potpunosti delo ljudskih ruku zapravo genetskog inženjeringa od pre tri hiljade godina. Kako? Još uvek nemamo pravi odgovor...

KOKTEL "FIZIKA"

Temperartura, snaga, sila, masa, elektricitet... sve ih koristimo kada uključimo blender i nešto stavimo u njega: dve konjske snage "vitamixa" su moćne, a kada zaprljani blender pustite da radi "na suvo", sile rotacije i centrifuge učiniće da sav materijal sa noževa ode na zidove blendera i noževi će biti čisti! Ako ga pustite da dugo radi na turbo brzini, od velike brzine okretanja, temperatura će porasti i dobićete mlaku ili toplu supu od sirovog povrća.

Konačno, jabuke padaju sa grana pod dejstvom Njutnovog zakona.

Kad se blender preoptereti, počne da gori...

Setite se priče o otvaranju kokosa. Koliko je moćnije mnogo manjih sila i vibracije nego jedna velika sila na jednom mestu...
U fizici imamo teoriju i eksperiment.

Kuhinja bazirana na živoj hrani jeste svakodnevni eksperiment...

Neka dete zapaža, posmatra, beleži i testira sve vaše eksperimente – i eto fizike!

1 jabuka
1 šargarepa
3 pomorandže
2 mandarine
Ovseno mleko
1 banana
1 grana celera

Neka eksperiment počne!

I JOŠ PO NEŠTO, NEOBAČNO, A UKUSNO...

SIROVI TAHINI

Susam namočite u vodi četiri sata, prospite vodu, ostavite ga u frižideru da proklija još četiri sata. Zatim dobro sameljite u blenderu, dodajte i malo vode da masa bude glatka. Može da stoji nekoliko dana u frižideru, u dobro zatvorenoj tegli. Potreban je za sledeći recept...

KAŠICA OD BUNDEVE I JABUKA

Šolja i po vode
2 šolje rendane bundeve
3 grančice celera, sa lišćem
3 slatke jabuke
2 kašike namaza od susama –TAHINIJA

Sve sastojke staviti u blender i eto papice i za mamu i za bebu!

PIRE OD KARFIOLA

Sva deca obožavaju krompir pire. Evo jednog krompir pirea, koji se ne pravi od krompira, ali ne samo da liči nego je neverovatno ukusan i hranljiv obrok!

Pola glavice karfiola
Čaša vode
120 gr sirovih indijskih oraha
Malo himalajske soli
Malo oregano
Malo ruzmarina
Malo maslinovog ulja

U blenderu samleti karfiol i vodu. Procediti svu vodu iz smese. Oceđeni karfiol pomešati sa samlevenim indijskim orasima, dodati

so, ulje, ruzmarin i oregano...
A uz pire krompir, obavezno ide.

BADEMBURGER

100 gr badema
2 dc vode
2 male šargarepe
100 gr samlevenog suncokretovog semena
Pola glavice luka
2 kašike seckanog peršuna
1 kašičica rendanog đumbira
2 kašike seckane žute babure
100 gr samlevenog semena lana

Badem sa vodom samleti u blenderu. Procediti tečnost. U oceđeni badem dodati ostale sastojke i oblikovati pljeskavice... umesto đumbira, mođete staviti malo ljute papričice, ko voli pikantnije Umesto svežeg, možete upotrebiti i đumbir u prahu.

NJAM NJAM SNEK

Kocke oljuštene jabuke uvaljajte u cimet ili mešavinu mlevenog semenja (lan, golica, susam, suncokret, cimet), stavite u sušaru i sušite četiri sata na 30 stepeni. Jabuke treba da ostanu meke, ako tako više volite. Činiju pred sebe i : njam, njam...

ENERGETSKE PLOČICE

2 male banane
2 kašike suncokretovih semenki
1 kašika bundevinih semenki (golica)
2 kašike kokosovog hladno ceđenog ulja
1 kašika grožđica
1 kašika iseckanih suvih kajsija
2 kašičice limunovog soka
Mleveni sirovi susam

U posudi viljuškom izgnječite banane. Dodajte iseckane druge sastojke.
Kada se sve dobro poveže u masu, oblikujte na tanjiru ili foliji štapiće i ostavite u frižideru na pola sata. A može i drugačije:
U „vitamixu", na najmanjoj brzini, izmešajte i iseckajte sve sastojke, pa to prebacite u kalup i stavite u zamrzivač. Posle jednog sata, secite na pločice, uvaljajte ih u susam (ne mleveni), uvijajte ih u celofan ili foliju ili odmah jedite.
Ostalo je legenda.

ENERGETSKE PLOČICE OD BADEMA

Bademov pire (ono što je ostalo u gazi kada ste procedili mleko od od 150 g badema)
1 kašika organskog rogača u prahu
Kašičica konopljinog praha
2 kašike kokosovog brašna
Seckana sitno suva kajsija
Seckane suve šljive
Suvo grože
1 kašika meda
3 kašike putera od sirovog indijskog oraha

Sve sastojke mešati rukama, oblikovati u rolnice, pa staviti da se dva sata suše u dehidratoru.

U ZIMSKIM DANIMA, DECA VOLE PUTER OD KIKIRIKIJA, ORAHA ...

Mešavinu oraha, lešnika, badema, indijskog oraha, suncokreta, golice, brazilskog oraha, susama i lana potopite u vodi nekoliko sati ili preko noći. Prospite vodu, sve sipajte u blender i kada je samleveno, dodajte med i cimet. Mešajte dok ne postane puter. Možete i prvo da osušite orahe pa da ih sameljete na suvo, pa da dodate med, zavisi šta imate od aparata.

Puter možete da pravite i od pojedinačnih orašastih plodova - puter od bundevinog semena, puter od indijskih oraha. Za zdravlje je ipak potrebno po malo od svega, pa najviše volim mešavinu desetak orašastih plodova - onda znam da sam u organizam unela sve što mu je potrebno.

Za decu je divna grickalica: krekeri, naseckana banana, puter, pa odozgo opet kreker - varijanta Elvisovog omiljenog doručka, tosta sa bananom i puterom od kikirikija.

SIROVA PITA OD BUNDEVE

Ako nema bundeve, lako ćete je zameniti jabukama.

Podloga – donja kora pite:
2 šolje oraha
Pola šolje nakvašenih urmi
Prstohvat himalajske soli

Sastojke pomešajte i izradite u blenderu. Stavite masu u pleh, rukama je oblikujte u koru. Odozgo sipajte:

Sirovi nadev:

2 šolje komadića bundeve
Šolja nakvašenih urmi
2 kašičice cimeta
1 kašičica đumbira
1 kašičica muskatnog oraščića
1 kašika hladno ceđenog kokosovog ulja
Parčence štapića vanile
Četvrt šolje bademovog mleka ili vode

Sastojke proradite u blenderu i sipajte preko kore. Dobro ohladite u frižideru.

PITA OD JABUKA

Donja kora:

Šolja oraha
Pola šolje nakvašenih urmi
Pola kašičice mlevenog cimeta
Prstohvat himalajske soli

Nadev:

6 slatkih jabuka, oljuštenih i iseckanih
Kašika limunovog soka
2 kašike cimeta
1 šolja prethodno nakvašenih urmi, ili grožđica
Pola šolje meda
Prstohvat himalajske soli

Kao u prethodnom receptu - ne može biti jednostavnije.

SIROVE TUFAHIJE

Koliko ljudi, toliko jabuka
Seckane suve kajsije
Suve smokve
Suve urme
Grožđice
Mleveni orasi
Mleveni badem
Seckana pomorandža
Cimet
Ne dajem meru, ona zavisi od vas

Jabuke izdubite. Pomešajte seckano suvo voće, orahe, pomorandžu i pulpu od jabuke, napunite jabuke i poslužite.

VELIČANSTVENA PITA OD ŠARGAREPE

Kad sam prvi put u životu probala *carrot cake*, tj. kolač od šargarepe, nisam mogla da verujem koliko je ukusan! A kad sam prešla u sirovnjake, poželela sam da taj kolač postane još bolji u živom obliku! I evo rezultata:

4 šolje rendane šargarepe
Šolja urmi
Šolja oraha
3/4 četvrt šolje seckanih suvih kajsija
Šolja i po kokosovih listića
Pola šolje grožica prethodno namočenih u vodi
1 kašičica cimeta
Pola kašičice muskatnog oraščića

UMESTO ŠLAGA

Šolja i po sirovih indijskih oraha
2 kašike meda
3 kašike vode

Sastojke za kolač ubacite u blender sve dok masa ne bude mogla da se oblikuje kao testo. Stavite u činiju i odozgo premažite šlagom od indijskih oraha.

U blenderu dugo radite indijske orahe i med, sa malo vode, dok ne postane puter. Time premažite kolač. Moćno!

JELA ZA GOSTE, SLAVE, SVEČANE RUČKOVE I SVEČANE VEČERE

Sledeća jela su toliko zasitna i moćna da se teško jedu u većim količinama. U tome i jeste suštinska razlika između konvencionalne ishrane i sirove, žive hrane. Živa hrana je stopostotno iskoristljiva, svaka je ćelija hranljiva, pa vam nisu potrebne velike količine... sećate se kad vam je mama govorila "nemoj sine, voće ili jabuku pre ručka, ubija apetit"!!!??? To je zato što je jabuka vrlo moćna i daje mnoge potrebne vitamine i enzime, pa ne osećate glad... jer nema potrebe za njom! I zato, za svoje goste pravite male porcije, niko neće moći da pojede više od tri krekera, ni više od jedne male pljeskavice od oraha, niti više od tri ćevapčića od oraha, ni više od jedne sarmice... ponudite raznovrsne, ali male količine, i biće siti ali ne i naduveni, spavaće lako i ujutru će se probuditi moćni, raspoloženi i zdravi...

Moja nekadašnja slava (po bivšem mužu) bila je sveti Stefan. Noćna mora za domaćicu: treći dan Božića, svi već presiti od Nove godine, Božića, a morate nešto da spremite. U stanu koji nije bio predviđen za to, znalo je da bude i do šezdesetak (jednom je došlo i do trojne zamene bundi, ali o tome neki drugi put) gostiju i dešavalo se da molim Boga da udari neka epidemija gripa i prepolovi mi broj gostiju - nisu li to strašne i destruktivne misli? Da, ali su proizvod ljudskog bezumlja, u kom više nema ni "s" od slavljenja Boga, života, zdravlja, oproštaja i pokajanja, mira. Meni je samo cilj bio da preživim slavu...

Još tada sam, intuitivno, ne znajući sve što sada znam, pravila slavski meni baziran samo na salatama: mesila sam egzotične iranske hlebove sa maslinama, služila pikantne indijske salate od krastavaca, cezar salatu sa orasima i jabukama - i sve bi bilo pojedeno, gosti su uživali u laganoj hrani, a pečenje, koje bismo, naravno, imali, često niko ne bi ni takao. Čak je i poprilično vina ostajalo da sačeka sledeću slavu.

Kada je svetac otišao iz kuće, vratila sam svoju devojačkui slavu,

Miholjdan, i počela da pravim ono što je jedan moj duhoviti gost nazvao "fitnes slavom". Ali, da vas pitam, zar poenta i nije u tome da goste počastite zdravljem i radošću, umesto da ih kući ispratite pijane i zadrigle, i da pritom padnete na nos od posla? Sve salate mogu da budu spremljene za jedan dan i nema te slave koju ne mogu da pripremim za tri sata. Osim toga - nema šerpi, lonaca, tiganja, nema rerne, nema sudova, nema pranja; umesto toga, – puno je vremena za druženje sa gostima, domaćica je zdrava i odmorna, a gosti trezni i zahvalni... Mislim da to i jeste jedini način da se slave život, Bog i naše postojanje na ovom svetu...

KOKTELI

ZELENO, VOLIM TE ZELENO

1 zamrznuta banana
Pola ananasa
2 šake spanaća
2 čaše vode

Sve sastojke staviti u blender i za čas dobijate zelenu slast! Ako niste na vreme zamrzli bananu, dodajte u koktel kockice leda...

OŠTRI KOKTEL OD BOROVNICE

Šaka spanaća
Mala glavica zelene salate
Paket smrznutih borovnica
Veliki grozd grožđa

Sve sastojke staviti u blender i na turbo brzini raditi dva puta po jedan minut. Uvek možete u koktel dodati i po parče đumbira da dobije reski, ljutkasti ukus.

TOPLA ČOKOLADA

Bademovo mleko
Kakao
Cimet

U blenderu na jakoj brzini radite par minuta bademovo mleko sa kakaom i cimetom, dok se ne umlači. Možete staviti i u mikrotalasnu desetak sekundi da bude toplo, a ako neposredno pre pravljenja ovog napitka pravite bademovo mleko, uradite to sa toplom vodom... u svakom slučaju, dobićete predivno piće za zimske dane, goste, ukućane, sebe, decu, puno gvožđa i vitamina...

MLEKO OD BRAZILSKOG ORAHA

Šolja brazilskog oraha
2 šolje vode

U blenderu radite orahe sa vodom, zatim procedite. Mleko je vrlo zanimljivog, belokafastog ukusa, a ono što ostane začinite sa začinima i uljem i dobićete divan kremasti sir od brazilskog oraha, a možete smesu koristiti i za pravljenje nekog krekera...

BANANA I BRAZILSKI ORAH

1 velika kašika kakao praha
1 Banana
2 kašike meda
Mleko od brazilskog oraha
Led

Sve sastojke staviti u blender i napraviti ovaj divni šejk. Oba predhodna recepta možete uraditi i sa sirovim indijskim orahom koji ima drugačiji, slatkastiji ukus...

PUNČ OD BRUSNICE I POMORANDŽE

Paket smrznutih (ili još bolje, svežih) brusnica
6 čaša vode
1 velika pomorandža
Parče svežeg đumbira
Trećina šolje meda

Dve šolje vode, brusnice, pomorandžu i đumbir stavite u blender i proradite dobro.

Stavite piće u veliku činiju i dodajte još 4 šolje vode.
Stavite u frižider par sati.
Dodajte med, ukrasite komadima pomodandži...

LIMUNADA OD JAGODE I LUBENICA

Med za zaslađivanje
8 šolja lubenice
Sok od 4 limuna
1 šolja jagoda

Sve sastojke, kao i uvek, stavite u blender i na najvećoj brzini radite dok ne dobijete fantastičnu, osvežavajuću limunadu sa ukusom jagoda i lubenica... kada je vreme lubenica, ne treba dodavati ni mrvicu vode, jer je ova fantastična voćka (tehnički gledano, povrćka iz porodice tikava) puna i prepuna najkvalitetnije vode, pune minerala i vitamina...

SUŠENI HLEBOVI I KREKERI

MOJI PRVI KREKERI

Šaka badema
Šaka lana
2 kašike oljuštene heljde
4 kašike integralnog pirinča
1 zelena kisela jabuka
1 mala šargarepa
3 češnja belog luka
Šaka sveže ubranog začinskog bilja
1 luk
Šolja indijskih sirovih oraha
2 kašike maslinovog ulja
Sok od pola limuna

Od jutros se divim svom novom dehidratoru i žalim što sam pre samo mesec dana kupila rernu, da bih sušila voće i povrće. Specijalne podloške koje su bukvalno nelepljive; devet fijokica, kao devet malih rerni - milina. Počinjem da eksperimentišem: šta imam u kući? Badem, lan, heljdu, integralni pirinač... sve "odokativno" sipam u veliku šolju, potapam u vodu preko noći. Ujutru prospem vodu, sve ubacim u "vitamix", dodam malo vode, meljem i mislim šta bih još da ubacim da bude ukusnije - jabuka! Pa da, slatko-kiselkasta, puna vode, brzo u smesu ubacujem seckanu jabuku. Onda i poslednju malu šargarepu iz frižidera, što da ne... i malo bosiljka sa terase, i kari biljke i sveži origano... čekaj, pa imam i tri češnja belog luka, ajde i to...

"Vitamix" se malo pomučio, ali ne odustajem sve dok se ne napravi lepa gusta smesa. Onda kašikom za sladoled vadim kuglice pa ih ređam po dehidratorovim plehčićima, pa ih zaravnim u krekere debljine pola santimetra... i stavim na 40 stepeni da se suše dvanaest sati.

Pretpostavljam da bi poslužili i masni papir za kolače i rerna kojoj su otvorena vrata, na najnižoj temperaturi, ali to je kod konvencionalnih rerni 50 stepeni - dovoljno da se unište enzimi, a i ne duva vetar kao u dehidratoru... jako sunce leti, uz vetrić bilo bi idealno... šta da vam kažem, mučite se malo...

Dakle, ko je jednom samo probao dehidrator, taj prodaje sve glomazne i ultra skupe rerne i šporete u kući! Ja sam u 22. veku, i čekam vas...

RAZIGRANI KREKER

Šolja indijskog oraha
Šolja golice
1 luk
2 čena belog luka
2 šargarepe
Šaka mlevenog lana
Šaka susama
2 kašike maslinovog ulja
Malo vode ako je potrebno

Sve blendirati, praviti krekere, sušiti ih u sušaču dvanaest sati na 35 stepeni. Prevrnuti na pola puta...

CRNI KREKERI

Šolja hladne vode
Četvrt šolje kukuruza šećerca
1 kašika maslinovog ulja
Prstohvat himalajske soli

Kašika meda
Kaščica i po kima
Kašika jestivog kvasca
Kašika organskog kakao praha
Šolja pšeničnih klica od dva dana
Šolja semenki suncokreta
Šolja ovsenih pahuljica

Pšenicu preliti vodom. Držati u tegli na tamnom mestu. Ujutru i uveče ispirati u cediljci ili gazi. Drugog dana procediti i spremno je za upotrebu. Semenke držati u vodi nekoliko sati.

Prosušene klice i semenke samleti u blenderu, dodati vodu i ostale sastojke i umesiti testo. Oblikovati krekere u dehidratoru (sušaču) i ostaviti da se suše šest sati. Prevrnuti krekere i sušiti ih na 35 stepeni ili po želji još nekoliko sati dok ne postignete tvrdoću i hrskavost koju želite. Ja volim da su meki kao medenjaci, a ne sasvim tvrdi. Eksperimentišite dok ne dođete do željenog krekera, a možete da ih sušite i u pećnici sa otvorenim vratima, na 50 stepeni.

HLEPČIĆI OD LUKA I BOSILJKA

4 kašike mešavine hladno ceđenih ulja - maslinovog, bundevinog i suncokretovog
Šolja seckanog luka
Pola šolje vode
Šoja i po ovsenog ili bademovog ili konopljinog mleka
Prstohvat himalajske soli
Pola šolje seckanog lišća bosiljka
Šolja suncokretovih semenki
Šolja lana
Šolja ovsenih pahuljica
Šolja pšeničnih klica
Šolja očišćene heljde

Kašika jestivog kvasca

Semenke potopite preko noći. Heljdu i pšenicu takoe.
Procedite i bacite vodu. Prosušite semenke pa ih sameljite u
blenderu. Dodajte bademovo ili ovseno mleko, bosiljak, luk, so, ulje i
kvasac, pa zamesite testo.

Oblikujte krekere, ili kriške hleba, stavite u sušač, dvanaest sati na 30
stepeni. Na pola puta ih prevrnite.

KREKERI OD BUNDEVE

Četvrt šolje mešavine hladno ceenih ulja, od kojih je polovina
maslinovo
Pola šolje meda
Prstohvat himalasjke soli
Pola kašičice cimeta
2 šolje rendane bundeve
Šolja oraha
Šolja indijskih oraha
Šolja i po pšeničnih klica
Kašika jestivog kvasca

Orahe i pšenicu potopiti preko noći u vodi. Procediti, osušiti, samleti
u blenderu.

Pomešati sa drugim sastojcima, oblikovati kekse i sušiti na 35 stepeni
12 sati u dehidratoru. Na pola puta prevrnuti krekere.

MOĆNI I VELIČANSTVENI HLEB

Šoljica dva dana proklijale pšenice
Šoljica dva dana proklijale kinoe
Šoljica proklijale heljde
Šoljica zobenih pahuljica
12 do 14 urmi
Šoljica mlevenog lana,
Prstohvat himalajske soli
Kašika maslinovog ulja
Kašičica limunovog soka
Malo vode ako je potrebno

Klijanje

Najvažniji korak kako bi bio dobar hleb su klice. Samo potopite žitarice i semenke u vodu da ogreznu, menjajte vodu ujutru i uveče, i već drugog dana je sve spremno za pravljenje moćnog hleba.

Prvo sameljite u blenderu na suvo proceđene i prosušene žitarice, dodajte ostale sastojke, i mesite dok ne dobijete glatko testo. Ovo možete da radite i u multi - praktiku, ili mašini za hleb.

Oblikujte testo u loptu i stavite ga na nelepljivu foliju dehidratora.

Napravite lep oblik, oko 3 cm visok, 15 cm dug i 8 cm širok. Može da bude i duži ili širi, ali zadržite visinu.

Stavite u dehidrator, na 35 stepeni i ostavite da se suši 18 sati.

Sutradan, okrenite hleb naopako i izvucite nelepljivu podlogu. Vratite hleb na sušenje još 6 sati.

Da bi bio mek i jestiv, izvadite hleb posle 20 sati sušenja. Ako želite tvrđi hleb, sušite ga i dalje, ali pazite da ne postane previše težak i suv.

Ovo bi trebalo da vam bude samo inspiracija, da počnete da kombinujete šta god imate u kući, i šta god želite: ubacite masline, grožđice, beli luk, crni luk, kakao prah da hleb bude crn, ostale žitarice, konoplju na primer - mogućnosti su beskrajne.

KREKERI OD BANANE

Dve i po šolje pšeničnih klica, susama, lana, suncokreta
4 kašike maslinovog ulja
4 kašike meda
3 zrele banana
Pola šolje oraha ili sirovih indijskih oraha
Pola štapića vanile

Semenke i žito potopite preko noći, procediti ujutru, osušiti i samleti u blenderu. Dodati bananu, med, vanilu i ulje. Oblikovati krekere i sušiti u sušaču 12 sati, na 35 stepeni. Na pola puta prevrnuti krekere.

KREKERI OD JABUKE I LEŠNIKA

2 šolje pčeničnih klica, lana, suncokreta, ovsenih pahuljica
2 kašike meda
1 kašičica cimeta
Prstohvat himalajske soli
Šolja lešnika, badema ili oraha
2 šolje seckanih jabuka
2 kašike maslinovog ulja
Pola šolje susama

Semenke i pšenicu potopiti preko noći, procediti, prosušiti, samleti u blenderu. Dodati ostale sastojke, zamesiti testo, oblikovati krekere i u dehidratoru sušiti na 35 stepeni desetak sati. Prevrnuti na pola puta.

OVSENI KEKSIĆI

Šolja sirovih indijskih oraha
2 šolje ovsa
Šolja preko noći namočene pšenice belije
Pola šolje meda
2 kašike organskog kakao praha
Kašičica cimeta
Pola štapića vanile
1 banana

Namočiti orahe u vodi nekoliko sati, procediti i proraditi u blenderu na najmanjoj brzini. Umešati sve sastojke osim meda i pšenice, pa ih samleti. Dodati pšenicu i med - i banana keksići su gotovi.
Po lopticu smese stavljati u plehove dehidratora, pa poravnati kašikom, porešati i posuti cimetom.

Sušite na 35 stepeni, 10 sati. Na pola puta ih prevrnite.
Isto može da se uradi i u rerni sa otvorenim vratima, na najnižoj temperaturi, na masnoj hartiji.

Varijacije - u testo na kraju dodati grožice ili malo maka.

KREKERI OD SUNCOKRETA I LANA

100 gr semena od suncokreta
Mala čaša vode
200 gr samlevenog lana
Malo himalajske soli
Začinsko bilje po želji

Semenke suncokreta i lana predhodno par sati potopiti u vodi, najbolje preko noći. U blender prvo izraditi suncokretove semenke sa vodom, zatim dodati lan, so i začine. Oblikovati krekere i sušiti ih... Od vremena sušenja, zavisi koliko hrskavi će biti.

JAKI BRAZILSKI KREKERI

Pola šolje mlevenog suncokretovog semena
Pola šolje mlevenog semena lana
Pola šolje brazilskog oraha
Malo vode

Umesiti u testo sve sastojke, presovati i oblikovati tanke krekere, pa sušiti dok ne postanu hrskavi...

KREM OD BADEMA

Pola šolje badema
Šolja vode
4 urme

Proraditi sve sastojke u blenderu, zatim dobro procediti. Dobijena tečnost je bademovo mleko, a ono što ostane je - krem od badema!

HLEB ZA VOĆNE DŽEMOVE

Pola šolje mlevenog lana
Pola šolje krema od badema

Sastojke pomešati, oblikovati kriške hleba i sušiti dok ne budu poput regularnog crnog hleba.

DŽEM OD JAGODA

Smrznute jagode
(ili naravno, sveže, kad ih ima)
3 urme

Sastojke proraditi u blenderu dok se sve ne sjedini u kremastu gustu masu, poput džema.

DŽEM OD MALINA

Smrznute maline
4 urme

Džem se pravi na isti način kao i predhodni, od jagoda. Varijacije u voću su po vašoj želji, slatkoću daju med i urme, umesto urmi,. mogu i predhodno natopljene u vodi, suve šljive. Kombinacije su beskrajne, kruška, jabuka, pomorandža; šljiva, borovnica, ribizla; šumsko voće, suve šljive; I tako dalje i tako dalje…

NAMAZI, SOSOVI, SIROVA ZIMNICA...

NAMAZ OD BADEMA

100g mlevenog badema
50ml maslinovog ulja
Kašičica bosiljka (suvog)
2 čena belog luka
Sameljite badem, pa dodajte ostale sastojke. Proraditi u blenderu
dok ne postane gust i gladak namaz.

SIROVI AJVAR

Ajvari, pinđuri i ostale tursko - iranske egzotične đakonije ostale su
nam u amanet iz vremena kada nije bilo zamrzivača i kada zimi nije
bilo sirovog povrća koje bi zadovoljilo potrebu ljudi da cele godine
jedu biljke. Zimnica nam danas zaista nije potrebna, ali ostala je
negde nostalgična potreba za ovim ukusnim namazima. Sirovnjaci
su, naravno, probali i uspeli da dobiju i sirove i sveže ajvare, razlika je
samo u tome što oni ne mogu dugo da stoje - a i čemu, kad već
možete da ih napravite kad god želite, za manje od pet minuta? Neki
dan je izbio požar u stanu mog oca, i to gde – baš u kuhinji... pekle
su se paprike za zimnicu, aspirator se zapalio i počelo je sve da gori.
Pošto su vatrogasci ugasili vatru, a šteta nije bila tako velika i
konačno, svi su ostali zdravi i čitavi, ja sam se malo našalila i rekla,
„Tako ti je to kad pečeš i kuvaš... kotlići su u paklu, u raju nema
kuvanja". Jedna od velikih prednosti ishrane živom hranom je to što
sebi drastično smanjujete mogućnost povreda, nesreća, požara,
opekotina.

Kad pomislite na pravljenje domaćeg ajvara, zar se ne naježite čim se
setite silnih sati pečenja paprika i patlidžana, kuvanja, svih onih
mirisa, miomirisa i smrada koji danima izbijaju iz svih pora kuće,

pasterizovanja tegli za koje jedva uspevate da nađete neko mesto, zgodno za čuvanje ajvara - probajte ovo pa mi recite treba li robovati navikama ili unapređivati sopstveni život?

6 crvenih paprika
Manji patlidžan
2 kašike sušenog paradajza
1 dcl maslinovog ulja
Pola dcl limunovog soka ili organskog sirćeta od divlje jabuke
Pola ljute papričice
2 čena belog luka
Malo himalajske soli
Biber

Oljuštiti patlidžan, iseckati paprike, sve staviti u blender i za minut imate sirovi ajvar.

Količinu ljutih papričica, bibera , belog luka i soli odredite prema svom ukusu.

U smesu možete da dodate i šargarepu.

SIROVI PINĐUR

6 crvenih paprika
3 manja paraza
Malo sušenog paradajza
1 ljuta papričica
2 čena belog luka
Biber
Malo himalajske soli
4 kašike maslinovog ulja
Kašika meda

Sve sastojke, naravno, stavite u blender i *"zzzzzzzzzk!"* – eto ga pinđur!

Ako imate sušač ili dehidrator, papriku možete da prethodno sušite 4 sata, na 35 stepeni, pa onda da stavite u blender. Ako ih sušite, biće vam potrebna veća količina paprika. Ukus će biti jači i sličniji originalnom pindžuru. Isto važi i za paradajz i za patlidžan.

Ima jedno jelo koje obožavam otkako sam ga prvi put probala, a to su kineske *"spring rolls"*, ili prolećne punjene rolnice. Dugo nisam shvatala šta to najviše volim u tom jelu? Ukus hrskavog, polupečenog povrća i kikirikija...

A onda sam se zapitala mogu li da se naprave sirove prolećne rolnice? Naravno da mogu! Evo recepta:

KINESKE PROLEĆNE ROLNICE

Pola šolje rendanog crvenog kupusa
Pola šolje rendanog zelenog kupusa
5 rendanih šargarepa
Pola crvene paprike, sečene na tanke trake
Pola šolje svežeg lišća nane
Šolja klica (suncokret je najbrži, ali može i kinoa)
ili
Pola šolje indijskog sirovog oraha
ili
Pola šolje sirovog mlevenog kikirikija
Listići nori alge za pakovanje rolnica
ili
Listovi zelene salate
ili
Paket suvih pirinčanih kineskih palačinki (najbolje, a može da se kupi i kod nas), koje se nakratko potope u vodu i odmah mogu da se

upotrebe.

Sve sastojke pomešati. Listiće nori alge potopiti u vodu. Puniti ih nadevom i praviti rolnice. Potrebno je malo veštine - u našim uslovima, nori algu slobodno zamenite sa zelenom salatom.

Stavljati po kašiku nadeva na list zelene salate i praviti sarmice. Služiti uz sos od kikirikija.

SOS ILI PRELIV OD KIKIRIKIJA

Pola šolje sirovog kikirikija
3 kašike meda
4 kašike susamovog hladno ceđenog ulja
4 kašike limunovog soka ili organskog sirćeta od divlje jabuke
Parče svežeg đumbira

Sve sastojke proraditi u blenderu dok masa ne postane kremasta - slobodno dodajte ulje i limunov sok da bi bilo kremastije.
Ako vam je lakše, prvo na suvo sameljite kikiriki, pa umešajte ostale sastojke.

SLATKO KISELI SOS

Pola šolje organskog sirćeta od divlje jabuke
Pola šolje tamari, organskog, sirovog soja sosa
Kašika maslinovog ulja
Kašika meda
2 čena belog luka
2 šolje sušenog paradajza
Jabuka ili kruška, u komadićima

Sve sastojke staviti u blender na turbo brzinu i - *voila!*

94

Sos može da se služi za umakanje ali i kao preliv za salate, ili uz rolnice.

SARMICE OD...

Nadev za sarmice

Pola šolje mlevenih oraha
Pola luka ili mladi luk
2 čena belog luka
5 - 6 sitno seckanih pečuraka
Pola šolje mlevenog karfiola
Maslinovo ulje
Sitno seckana crvena paprika
Pola rendane, male cvekle.
Malo himalajske soli

Ako koristite "Vitamix", sve sastojke stavite u blender i samo iseckajte na prvoj brzini. U smesu dodati ulje i malo soli. Listove kupusa izgnječite rukama, da omekšaju. U njih uvijati nadev i služiti. Umesto listova kupusa, uzmite i tanke režnjeve krastavca ili tanke listiće tikvice, ili lišće zelene salate, samo sarmice osigurajte čačkalicama.

OPET SARMICE - VARIJACIJA

Nadev:
Šargarepa
Mleveni susam
Celer
Beli luk
Malo hiimalajske soli

Mešavina susamovog i maslinovog ulja, naravno, oba hladno ceđena

U "Vitamixu", na najmanjoj brzini, iseckajte šargarepu, celer i beli luk, dodajte malo ulja, susama i soli, pa tu mešavinu poslužite na listovima zelene salate, kelja, kupusa, izbor je vaš.

TZAZIKI SALATA

Pola šolje badema, samlevenog
Sok od 1 limuna
3 čena belog luka, gnječenog i seckanog
Nariban veliki krastavac
Malo himalajske soli
Maslinovo ulje
Malo sveže mirođije, ko voli

Svi sastojci se pomešaju i odmah služe...

KOKICE OD KARFIOLA

Maslinovo ulje
Cvetići karfiola
Jestivi kvasac
Himalajska so

Karfiol prepoloviti, pa iskidati na krupnije cvetice. Komadi ne bi trebalo da budu previđe sitni, jer će se još skupiti u dehidratoru. Poprskati karfiol maslinovim uljem i posuti po njemu ˙ dve kašike jestivog kvasca (ima ga u prodavnicama zdrave hrane) i malo himalajske soli (ja imam grumen koji mi je poklonila Olivera u emisji "Dođi na večeru". Ubacim grumen u vodu, ona odmah postane slana, posle pet minuta izvadim grumen, a u tu slanu vodu potopim karfiol ili neko drugo povrće koje želim da bude pikantno posle dehidratora, na primer patlidžan, pa samo procedim vodu.) ili celerovu so.

Sve pažljivo izmešati rukama, dok svaki komadić karfiola ne bude mariniran. Onda ih stavite u dehidrator, na 30 stepeni, 12 sati. Za hrskavije može i par sati duže. Dakle, neverovatno ukusna grickalica!

ČIPS OD KELJA

Listove kelja dobro operite, osušite i iscepkajte na četvtine. Pospite mešavinom maslinovog ulja, jestivog kvasca, malo himalajske soli. Sve to lepo izgnječite i pomešajte rukama, i stavite u sušaru 6 sati. Onda prespite sve u činiju i stavite na sto, za sebe i decu - grickaće sa zadovoljstvom!
Ako već imaju odbojnost prema zelenom, navedite ih samo da probaju, i ostavite u blizini... možete i da se igrate žmurke sa njima: vežite im oči i neka probaju da pogode šta jedu.

ČIPS OD KELJA, VARIJACIJA

Lišće 2 kelja, što zelenije, to bolje
Sok od pola limuna
Trećina šolje organskog tamari soja sosa
(ako nema, malo običnog soja sosa)
Pola šolje kokosovog (ili maslinovog) hladno ceđenog ulja
Pola šolje tahinija (pogledajte recept)
Pola šolje sirćeta od divlje jabuke
Trećina šolje seckanog belog luka

Kokosovo ulje je neverovatno bogato i hranljivo, pa na njemu nemojte da štedite. Ako ga ipak nemate, maslinovo ulje je *second best*, tj. na ubedljivom drugom mestu.

Napraviti marinadu od svih sastojaka osim kelja. Listove kelja iseckati na komade od oko 5 cm. Potopiti u marinadu, masirajte ih, okrećite, gnječite dok svaki komadić kelja ne upije marinadu. Ređajte na plehčiće i stavite u dehidrator (ili u pleh rerne), na 35 stepeni, 3 - 4 sata. Ako kelj stavljate u rernu, neka bude na najnižoj temperaturi, 15 – 20 minuta, pratite da ne potamni. U rerni je najniža temperatura 50 stepeni.

Kopriva je jedna od najlekovitijih biljki u našoj zemlji. Ima je svuda, i zato - rukavice na ruke, pa u berbu! Birajte samo mlado lišće, ono s vrha biljke.

Možete da je jedete na sto načina, ali je bitno jedino - što više i što češće, jer **kopriva leči – sve!**

ČIPS OD KOPRIVE

20-40 sveže ubranih mladih listova koprive
Dve i po kašičice hladno ceđenog maslinovog ulja
1-2 kašike organskog tamari sosa, ili malo himalajske soli
1-2 čena belog luka, drobljenog
2-3 kašičice jestivog kvasca
Sveže samleveni crni biber

Berite mlade listove s vrha stabljike. Operite i osušite. Odvojite listove od stabljike.

U većoj posudi pomešajte sastojke za marinadu. Zatim ubacite listove koprive i dobro ih natopite, (i dalje u rukavicama) u svaki list umasirajte marinadu.

Sada skinite rukavice. Slažite listove koprive na plehove dehidratora, kako bi se polako sušili nekoliko sati, na 35 stepeni.
Okrenite svaki list koprive na suprotnu stranu. Kada kopriva dobije hrskavu strukturu, izvadite iz dehidratora.

Ako nešto čipsa ostane za kasnije, čuvajte ga u dobro zatvorenoj tegli, tako može da izdrži i do nedelju dana. Ali teško. Obično se odmah sve pojede.

Kopriva ublažava alergije, čisti krv, ublažava glavobolju, leči astmu i hronični kašalj, snižava visok krvni pritisak, dobra je za anemiju, čisti toksine iz tela, rešava probleme bubrežnih kamenaca, smiruje upale na koži, prolepšava kožu i kosu, i još mnogo, mnogo toga...

ČIPS OD TIKVICA

Tikvice su vrlo zdrave i izvrstan su izvor mangana i vitamina C. Sadrže hranjive sastojke koji stabilizuju nivo šećera u krvi i veliki su borci u borbi sa rakom.

Tikvicu nemojte da gulite, jer je i kora izuzetno hranljiva. Ali naravno, gledajte da bude domaća ili organska.
2 srednje tikvice
1 kašičica maslinovog ulja (ne više od 1 kafene kašičice)
Prstohvat himalajske soli i bibera
Malo jestivog kvasca

Narežite tikvice na trake. Dodajte ulje, kvasac, so i biber. Rukama sve zajedno pažljivo i dobro pomešajte.

Dehidrirajte na 40 stepeni, 10 do 12 sati ili više, dok ne budu potpuno suve i hrskave.

SLANINA OD PATLIDŽANA

Patlidžan je divno povrće potpuno neutralnog ukusa, ima veličanstvenu osobinu da upija druge ukuse i postane šta god želite. Ko je pravio lažni bakalar od patlidžana, zna o čemu pričam. U živoj kuhinji, princip je isti, samo što patlidžan ne uništavamo pečenjem i kuvanjem, već ga mariniramo i sušimo, a on postaje šunka, slanina, riba, što god želite, pikantan kao grickalica ili dodatak.

MARINADA:
Patlidžan iseći tanko, tanko, na što tanje duguljaste komade, najbolje nožem za guljenje kore. U blender staviti maslinovo ulje i 3- 4 čena belog luka, ruzmarin, origano, bosiljak, malo ljute aleve paprike, malo himalajske soli i malo vode. Sipati marinadu u činiju i u nju potopiti listove patlidžana. Dobro ih prevrtati dok svaki delić ne bude potopljen u marinadu. Ostaviti u marinadi nekoliko sati, potom ređati u dehidrator. Sušiti na 35 stepeni nekoliko sati, okrenuti, pratiti proces i željenu hrskavost. Za mene je 6 sati, sa prevrtanjem, sasvim dovoljno.

KRUGOVI LUKA ZA GRICKANJE

Ovo je malo komplikovaniji recept, zahteva strpljenje, veštinu i dehidrator, ali je rezultat fenomenalan! Drugim rečima, ko želi da zadivi svoje goste, neka ga uz piće posluži ovim predjelom...

Bademovo mleko
Pulpa od bademovog mleka
1 veliki crveni slatki luk
Mleveno seme lana
Aleva paprika
Biber
So

Isecite luk u velike kolutove i stavite u teglu sa bademovim mlekom. Za to vreme, pulpu koju ste dobili ceđenjem bademovog mleka, stavite u dehidrator da se sasvim isuši. Kad se pulpa isuši, pomešajte je sa lanom, začinima i šolju i sameljite u blender ili mlinu za kafu. Podelite mešavinu na dva dela. Ako koristite sve odjednom, masa će se suviše nakvasiti i neće biti dobra za pohovanje. Izvadite luk iz mleka, i sačuvajte mleko.

Umočite kolutove luka prvo u mleko, pa u mešavinu lana i badema, pa opet u mleko, pa opet u lan i badem,i stavite u dehydrator da se suši 8 sati, dok se sasvim ne isuši. Luk treba da je malo sočan u sredini, ali da je poh suv...

PREMAZ OD INDIJSKOG ORAHA I SUŠENOG PARADAJZA

1 šolja sirovih indijskih oraha, potopljenih predhodno u vodu
Pola šolje seckanog mladog luka
Sok od 1 limuna
1 čen belog luka
Malo morske soli
Pola šolje sušenog paradajza

Sve sastojke u moćni blender stavite i radite dok ne postane krem...
a onda ga bacite na krekere i uživajte!

SIROVE PROJICE (ili meksički naćo)

Ceo paket smrznutog kukuruza šećerca
Šolja prethodno preko noći namočene pšenice belije
ili
Šolja prethodno namočene heljde
Šoljica sirovog suncokretovog semena
Šoljica badema

Sok od pola limuna
Maslinovo ulje
Malo himalajske soli
Bosiljak ili origano

Malo ovsenog ili sojinog ili bademovog mleka, ako masa ne može da se radi u blenderu.

Semenke i orašaste plodove namočiti nekoliko sati u vodi, procediti i staviti u blender, zajedno sa kukuruzom šećercom. Dodati ulje i limunov sok, pustiti blender da radi, a ako je previše gusto i blender se muči, dodajte po malo mleka od ovsa, badema ili soje.
Kašičicom vadite projice i ređajte u plehove dehidratora. Sušite 10 sati na 35 stepeni, na pola puta ih prevrnite...

NAĆO SOS

Šolja vode
Crvena babura
Pola šolje semenki od suncokreta
Pola šolje indijskog oraha
2 čena belog luka
2 kašike soka od limuna
Malo soli
Malo ljute papričice, po želji
Sve, naravno, staviti u blender i za par sekundi imate neverovatan sos - za naćose, za mleveno orašasto meso, kao preliv za salate, kao umak za sirovo povrće iseckano na štapiće (šargarepa, paprika, krastavac...) - šta god poželite!

ČIPS OD SLATKOG SIROVOG KROMPIRA

Za jednu od najvećih zabluda odgovorna je svima u detinjstvu izrečena "nemoj da jedeš presan krompir, dobićeš temperaturu". I zato je za nas, sirovnjake, prvi izazov kako da jedemo sirov krompir. Znam da je sok od sirovog krompira vrlo zdrav, i to sam probala, ubacivši ga u moje voćne koktele. Probala sam i čips od krompira iz dehidratora, ispao je staklast i nikakav. Prilično razočarana, malo sam lutala internetom, i našla sledeći recept, probala ga, malo doterala da bude primerenije našem ukusu i, da znate, sasvim je ok!

Sladak krompir
Maslinovo ulje
Himalajska so
Aleva ljuta paprika
ili
Biber
Malo ruzmarina

Krompir oprati i iseći na tanke listiće. Staviti ga u činiju sa marinadom od maslinovog ulja, začina i soli. Ostaviti par sati da krompir upije ulje i začine.
Staviti u dehidrator i sušiti na 35 stepeni, 12 sati (zavisi od debljine listića).

ANANAS KARI   ABANTU ABALE (Dobri ljudi)

1 paket kineske smrznute mešavine povrća
1 zreo ananas
1 paket ili konzerva kokosovog mleka
Pola crvene paprika isečene na trake,
Pola šargarepe isečene na tanke trake
Mala glavica karfiola, izmrvljena u blenderu
2 kašike kari začina

1 kašika (više ili manje, po želji) čilija
1 kašičica bibera

Odlediti kinesku mešavinu povrća. Pomešati u blenderu kokosovo mleko sa karijem, dodati biber, ljutu alevu papriku po želji, i sveži đumbir, pa time preliti povrće sa ananasom. Umlačiti u dehidratoru na 30 stepeni, ili u rerni sa otvorenim vratima na najnižoj temperaturi. Služiti sa izmrvljenim karfiolom, takoe smlačenim, koji u ovom slučaju zamenjuje (i to mnogo bolje) kuvani pirinač...

SALATA OD PILETINE I TUNE, A NIGDE NI PILETA NI TUNE!

Za ovo senzacionalno jelo, prvo pripremite ono što se u veganskim krugovima zove Majo preliv.

MAJO

1 šolja sirovog indijskog oraha
2 kašike maslinovog ulja
1 kašika sirćeta od divlje jabuke
1 kašika vode, i više ako je pregusto
Sok od 1 limuna
Kašika meda
Pola kašičice suve slačice
Prstohvat himaljske ili morske soli
Biber

Sve sastojke staviti u blender i vikati "Majo, Majo" dok se ne napravi – Majo.

SALATA:

1 šolja oraha
Pola šolja suncokretovih semenki

Pola šolje golice
Pola šolje Majo preliva
2 šolje krastavca
2 šolje celera
2 šolje grožđa
Pola šolje mladog luka
Sok od pola limuna
Malo soli i bibera

Orašaste plodove brzo i grubo proraditi u blenderu sa Majo premazom.

Ostale sastojke promešati u salatu. Staviti je na listove zelene salate. Preko salate sipati orahe i Majo. Ukrasiti sa seckanom paprikom....

ORAŠASTE KOBASICE, VIRŠLE, ĆEVAPI....

Šolja oraha
Glavica crvenog luka
Pola male cvekle
1 veća šargarepa
2 čena belog luka
Grana celera
1 paprika
Himalajska ili celerova so
Malo slatke (ili ako volite ljuto, ljute) aleve paprike
Prstohvat mlevenog ruzmarina
Biber
Parče ljute sveže paprike, ko voli gurmanluke

Sve sastojke izblendirati, pa praviti oblik kobasice i ređati u dehidrator. Na pola puta prevrnite kobasice (a put je 6 sati, na 30 stepeni). Ko voli reš, neka produži vreme sušenja.

SOS ZA UMAKANJE ILITI, PROSTO - ENGLESKI „DIP"

1 paprika
Pola luka
Prah belog luka
Pola avokada
5 šeri paradajza
List cvekle
Sveža nana i bosiljak
Malo aleve paprike
Limunov sok i
Maslinovo ulje

Sve u blender, i buć, buć.....

SOS OD BELOG LUKA

5 čenova belog luka
Limunov sok
Maslinovo ulje
Mleveni susam
Malo himalajske soli
Sve sastojke stavite u blender i mutite dok ne postane nalik majonezu. Neopisivo dobro!

PICA

PARADAJZ SOS:

Šolja paradajza
Začinske biljke: origano, bosiljak
Pola šolje maslinovog ulja
Himalajska so

Kašika meda
1 lavica luka
2 čena belog luka
Origano

TESTO:

3/4 šolje mlevenih semenki od suncokreta
3/4 šolje mlevenog lana
1/3 šolje maslinovog ulja
2 šargarepe ili paradajz, ili oboje
Glavica luka
Bosiljak

SIR:

Šaka badema samlevena s limunom, maslinovim uljem
ili
pola badema, pola susama samleti sa sokom od limuna i maslinovim uljem.
ili indijski orah, limun i beli luk...

sve zamesiti u testo, ako treba dodati malo vode, oblikovati pice i staviti u dehidrator, na 6 sati, zatim prevrnuti. Još nekoliko sati – recimo 12 ako biste hrskavije.

Premazati ih paraz sosom, pa sirom, pa posuti parčićima svežeg povrća – paradajz, pečurka, maslina, sušeni patlidžan, paprika...

TESTO ZA PICU 2:

Šolja i po isklicane organske heljde
Četvrt šolje maslinovog ulja
Malo meda
2 šargarepe

2 kašike samlevenog lana
Malo vode

Sve sastojke umesiti u blenderu ili procesoru dok ne postane lepa ravnomerna smesa. Oblikujte male pice, stavite ih u dehidrator i sušite 7 sati, pa okrenite na drugu stranu, pa sušite još nekoliko sati. Gotove pice bez nadeva vakumirajte i čuvajte na suvom do mesec dana. A ako hoćete odmah da ih jedete, prekrijte ih slojem sira od badema, sosom od paradajza i seckanim povrćem, pečurkama i maslinama.

SIROVA LAZANJA

4 male tikvice (cukini)
Veza blitve
2 šolje spanaća
Veza peršuna
Šolja rukole
Korijander, svež
2 čena belog luka
Jedan mladi luk
Pola kilograma šeri paradajza
Pola šolje pinjola (ili seme suncokreta)
Pola šolje golice
Maslinovo ulje

Cukini ili tikvice prepolovite i po dužini isecite na tanke listove. Listove položite na dno vatrostalne posude za lazanju. Preko tikvica poređajte oprano i očišćeno lišće spanaća, a možete i da spanać, peršun, korijander, mladi luk i rukolu iseckate u blenderu, pa da prospete preko preko listova spanaća. Sad slede dva sosa, paraz i "bešamel". Paradajz sos napravite kao u receptu za kečap, ali ga procedite, da ne bude suviše tečan. Proceđenu vodu možete da popijete, napravite koktel "Virgin Mary" ili da ubacite u neki preliv za salatu.

BELI, "BEŠAMEL" SOS

Iseckajte komade tikvice, golicu i suncokret, ubacite to u "vitamix" sa belim lukom i maslinovim uljem i promiksajte u lep sos. Sad preko sloja od spanaća stavite paradajz sos, pa bešamel sos, pa opet sloj tikvica, pa spanać, pa paradajz sos, pa bešamel sos, dok sve ne potrošite. Poslednji sloj je seckani šeri paradajz, pa sloj tikvica. Moćna lazanja, koju slobodno pojedite sami!

MLEVENO ORAŠASTO MESO

Moguće su razne kombinacije, ali je svuda osnova – orah ili indijski orah kao meso, a onda svi začini koji idu u ćufte, pljeskavice, kobasice, uštipke... dakle, obilje peršuna, luka, belog luka, aleve paprike, ljute papričice, šargarepe, korijandera, mlevenog kima - već šta sami više volite.

Možete da pravite sarmice tako što ovaj fil uvijete u sveže lišće zelene salate i zalijte sosom - ja obožavam sos od brusnice ili jabuke, on ide uz divljač, dakle, uz ovu našu prirodu...

SOS OD BRUSNICE

Pola paketa smrznute mešavine borovnice i brusnice
Veća glavica luka
Pomorandža
Dobra kašika meda, a može i dve

Sastojke staviti u blender i mutiti dok se ne pretvori u sos.

SOS OD JABUKE

Veća glavica luka
Jabuka
Pola avokada
Kašika meda

Sve sastojke staviti u blender i mutiti dok ne dobijete zelenkasti sos od jabuke.

SOS OD SUVIH ŠLJIVA

Šolja suvih šljiva
2 čena belog luka
Glavica luka
Ceo limun
Parče đumbira
Malo ljute paprike
Kašika meda

Namočiti dobro suve šljive nekoliko sati u vodi. Procediti. Sve sastojke staviti u blender i, mislim, šta reći: prste da poližeš! A pikantno, i slatkasto, i lepo.

SIROVE SUPE

SUPA OD CRVENIH PAPRIKA

Sirove supe su nešto najjednostavnije i najblagotvornije na svetu: princip je tri - četiri vrste povrća, voda, začini, jak blender i uvek stavite malo ulja ili avokada, i malo semenki da bude kremasto. Suncokretove semenke, susam i indijski orah su idealni.

4 crvene paprika
2 čena belog luka
Susam
Sok od 1 limuna
Kašika karija
Biber
Himalajska so
Malo tople vode

Sve umutiti u blenderu i odmah služiti

ŠPANSKA ČORBA OD PARADAJZA

2 kašike mlevenog lana
1 kg oljuštenog i iseckanog paradajza (ako imate "vitamix", ne morate da ljuštite paradajz)
Ceo krastavac oljušten i isečen na kocke
125 gr sitno seckanog crnog luka
Pola duguljaste paprike, sitno seckane
Malo himalajske soli
1 kašičica mlevenog kima
Kašika maslinovog ulja
Sok od jednog limuna
Pola litre hladne vode

GARNIRUNG

Zelena ili crvena paprika isečena na kocke
Manji krastavac isečen na kocke
Glavica crnog luka isečena sitno

Sve sastojke stavite u blender, dodajte vodu i izmešajte.
Začiniti garnirugom po želji.
A možete i da sastojke garnirunga stavite u posebnu činiju, pa dodavati u čorbu po želji.

GASPAĆO

2 - 3 krekera od lana
Kilogram na krupno isečenog paradajza
Jedan krastavac, oljušten i iseckan
Jedna zelena paprika, seckana
Mala glavica crnog luka
2 čena belog luka
5 kašika maslinovog ulja
2 kašike limunovog soka
1 kašičica mlevenog kima

Sve sastojke stavite u blender, ostaviti malo seckanog povrća za garnirung, dodajte par kocki leda, stavite u frižider da se dobro ohladi – naravno, dodajte vode ako je potrebno.

TAJLANDSKA SUPA OD KOKOSA

Jedan mladi kokos ili listići od jednog kokosa, kokosova voda
4 čena belog luka
Kašika mlevenog svežeg đumbira
Kašika soka od limete

Kašika hladno ceđenog maslinovog ulja
Kašičica ulja od lana
Kašičica kari začina
Paradajz srednje veličine
Četvrt kašičice himalajske ili morske soli
Pola kašičice samlevene ljute papričice ili bibera
Kašika seckane limun trave (ako je nađete)
Seckana babura
Seckani čeri paradajz
Malo seckanih pečuraka

U nedostatku pravih dobrih kokosa, poslužiće kokosovi listići sa kašikom kokosovog ulja i vodom ili kokosova voda (može da nađe u većim supermerkatima) sa listićima, i prorađeno u blenderu, daće isti efekat. Dakle, pomešajte u blenderu vodu, kokosove listiće, kašiku kokosovog hladno ceđenog ulja (ono je tvrdo na nižim temperaturama, potebno ga je zagrejati - zato u blender sipajte toplu vodu).

Dodajte beli luk, sok od limete, ulje, kari, paradajz, so i biber ili ljutu papričicu. Blendirajte dok ne postane glatko i kremasto, začinite po želji. Sipajte u tanjir i pospite seckanim povrćem, pečurkama, paradajzom, a i paprika lepo ide uz ovu supu. Biće još boljeg ukusa ako je nekoliko sati ohladite u frižideru.

Ljuto - biber i papričice - nemojte stavljati deci, već sebi dodajte posebno.

ZAČINJENA SUPA OD KRASTAVCA I MIROĐIJE

Pola velikog avokada
Šolja seckanog krastavca
Grana celera
Šolja sveže mirođije ili 2 kašike suve
Jedan mladi luk
Čen belog luka
Pola pomorandže
Kašika soka od limuna

Kašika kari praha
Prstohvat bibera
2 šolje vode
Malo himalajske soli (ili celerove, ili morske)

Blendirajte dok ne dobijete kremastu supa. Ako u blender sipate toplu vodu, biće topla supa.

KREMASTA ČORBA OD SPANAĆA

2 šolje svežeg spanaća
Pola oguljenog krastavca
Jedan paradajz
Pola šolje vode
Čen belog luka
Jedan avokado
2 kašike organskog tamari sosa
Malo himalajske soli
Malo bibera
2 kašike soka od limuna
2 kašike maslinovog ulja

Sve sastojke stavite u blender dok ne dobijete divnu krem čorbu. U "vitamixu" - desetak sekundi.

Sledeći recept morala sam da probam više puta jer obožavam lubenice, i leti ih zapravo pijem. Lubenica nije voće, već vrlo slatko povrće! Čini ih 80 odsto najkvalitetnije vode koju možete dobiti na ovoj planeti... i lekovite u svakom pogledu! Na ovoj čorbi možete da provedete ceo život.

O boji da vam ne pričam, dakle:

ČORBA OD LUBENICE

2 šolje lubenice
2 šolje zrelog manga
Četvrt šolje limunovog soka
3 kašike svežih listića nane (može i sušena)
Kašika svežeg đumbira (ako baš nema, stavite prah, ali sada zaista ima svuda može da se nae čudesni koren đumbira)
Kašika meda
Osmina kašičice mlevenog kardamoma

Prvo u blendirajte lubenicu i mango, onda dodajte ostale sastojke. Prosto da prostije ne može biti!

Umesto manga, možete da stavite dinju ili breskvu. Ili i dinju i breskvu. Čorbu ohladiti u frižideru i služiti!

ČORBA OD BUNDEVE

Moje pravo otkriće! Sirotu bundevu su ljudi toliko mučili, pekli je u rerni, a ona sveža, mirišljava, ukusna, bogata, predivna... ja je stavljam u sokove, rendam u salate, zapravo kad dođe sezona bundeva, nema kraja njenoj upotrebi, a pri tom je tako nepošteno jeftina...

2 šolje komadića ili rendane bundeve
Dve šolje klica (brokoli, detelina, suncokretovo sirovo a ne pečeno seme prethodno potopljeno u vodi, ili druge kombinacije)
2 šolje vode
Četvrt šolje badema, takođe prethodno satima potopljenih u vodi

115

Pola šolje seckanog luka
Kašičica đumbira (1 cm korena)
Pola kašičice cimeta
Pola kašike mlevenog kima
Pola kašičice korijandera
Četvrt kašičice suve slačice
Čen belog luka

Sve sastojke staviti u blender i eto čorbe! Ako hoćete slađi ukus, umesto vode stavite sok od pomorandže.

EGZOTIČNA ČORBA OD BUNDEVE

Obožavam kokos i kari u svim oblicima.. a tek kad ih pomešam sa čudesnom bundevom!

Komadići bundeve
Kašika karija u prahu
Pola kašičice cimeta
Malo himalajske soli
Šolja kokosovih listića
Voda...

Sastojke blendirati dok ne ne postanu *crème de la crème crème de la crème crème de la crème* ...

I JOŠ JEDNA BUNDEVA – JABUKA ČORBA

Komadići bundeve
3 jabuke
Manja glavica luka
2 kašike ulja od kokosa
Malo himalajske soli
Biber
Tri komada muskatnog oraščića. (znači tri mrvice!)
Pola kašičice timijana
2 šolje vode
Pola šolje kokosovog ili pirinčanog ili ovsenog mleka

Sve sastojke stavite u blender i na turbo brzini posmatrajte kako postaje čudesna čorbica, rođena za decu i odrasle...

SUPA OD TIKVICA I BADEMA

20 badema
Šolja vode
Malo himalajske soli
Narendana tikvica
1 paradajz isečen na komadiće
Perje od mladog luka

Bademe samleti u blenderu sa vodom, dodati ostale sastojke, ostaviti pola sata da se ukusi izmešaju i zatim služiti...

HLADNA SUPA OD PERŠUNA

Četvrt šolje suncokretovog semenja
Pola šolje seckanog peršuna
Sok od limuna
Malo morske ili himalajske soli
Šolja vode

Sve sastojke proraditi u blenderu i odmah služiti!

PARADAJZ ČORBA

1 šolja grubo seckanog paradajza
1 komad osušenog paradajza
1/4 šolje sirovog indijskog oraha
3/4 šolje vode
1/2 kašičice morske soli ili malo himalajske
1 mali češanj belog luka
Kašika meda
Biber po želji
1/2 šolje ekstra seckanog paradajza (sačuvajte po strani i ne

stavljajte u blender)
Malo seckanog peršuna za dekoraciju

Sve sastojke osim poslednjeg stavite u blender i radite don ne postane kremasta čorba. Sipajte je u činije i pospite seckanim paradajzima i peršunom...

LESKOVAČKE PLJESKAVICE

Šolja oraha
Luk
Biber
Aleva paprika
2 male šargarepe
Pola male cvekle
3 čena belog luka
Maslinovo ulje
Himalajska so.

Umesto oraha, mogu i sirovi indijski orasi, ili pola - pola...

Unutra staviti sir od badema, da bude punjena pljeskavica
Sve satojke umešajte u jakom blenderu ili procesoru za hranu, zatim oblikujte pljeskavice i stavite u dehidrator 6 sati, na 30 stepeni. Možete da pravite ćevape, viršle, bilo koji oblik.

Pritom, meso je samo po sebi bljutavo, a orah nije, pa je u startu, ovo jelo stostruko ukusnije.

Ove crvenkaste pljeskavice služim na listovima zelene salate, prelivene sosom od jabuke i avokada, limuna i maslinovog ulja ili brusnice.

NAJDIVNIJI SOS OD BRUSNICE

Pola paketa smrznute mešavine borovnice i brusnice
Glavica luka
5 šeri paradajza
Organska pomorandža, sa korom
2 - 3 urme
1 paprika
Malo đumbira

Varijacije na temu su šljive, ljuta papričica, beli luk, med...

SOS OD BELOG LUKA

Rezanci sa...

Indijski orasi, bosiljak, limun, ulje
Malo soli, malo soja sosa

Kelp noodles, je nešto što se sada može kupiti u svetu u veganskim i vegetarijanskim radnjama. Umesto ovih gotovih rezanaca, možete služiti rezance od tikvica, ako imate poseban nož za rezance. Uz rezance služite naravno salatu od krastavaca i paradajza...

Preko rezanaca sipajte i ovaj,

PARADAJZ SOS, ITALIJANSKI

Luk
Šeri paradajz
Svež bosiljak
Šargarepa
So
Med
Limun
Svež origano

Sve sastojke stavite u blender i radite dok ne postane jarko crveni sos....

Šolja i po oraha
Šolja i po semenki od suncokreta
Šolja i po badema
Kašika belog luka u prahu ili 4 čena belog luka
Pola šolje maslinovog ulja
Pola kašičice himalajske soli
Pola šolje peršuna
Pola šolje luka
Pola šolje celera
Pola kašičice đumbira u prahu ili parče svežeg
Pola kašičice ruzmarina
Šolja seckanih crvenih paprika
Šolja seckanih pečuraka
Pola male cvekle
Kašika bosiljka
Peršun za ukras
Sirovi kečap

1. Semenke i orašaste plodove potopiti u vodi 4 sata. Procediti i staviti u blender. Dodati ulje i beli luk, so, peršun, luk, celer, pečurke, đumbir, ruzmarin, papriku, cveklu i bosiljak.

2. Oblikovati rolat na plehu dehidratora. Sušiti ga u dehidratoru 2 sata na 35 stepeni.

Izvaditi ga iz dehidratopra i preliti sirovim kečapom. Ukrasiti listićima peršuna.

SIROVI KEČAP

Šolja svežeg seckanog paradajza
Pola šolje suvog paradajza, potopljenog u maslinovo ulje
Čen belog luka
Četvrt šolje meda
Kašika tamari organskog sosa
Sok od jednog limuna
Pola šolje soka od jabuke

Sve sastojke, uključujući i maslinovo ulje, staviti u blender dok ne postane kečap!

VARIJACIJA KEČAPA 1

Pola šolje sušenog paradajza, predhodno namočenog u vodi 2 sata
Četvrt šolje organskog jabukovog sirćeta
Četvrt šolje grožica
Šetvrt šolje luka u prahu
1 kašičica himalajske soli

Sve raditi u blenderu dok ne postane – kečap...

VARIJACIJA KEČAPA 2

Šolja sušenog paradajza
Šolja svežeg paradajza
Kašičica belog luka u prahu
Četvrt luka, seckanog
Bosiljak
Kašika organskog sirćeta od divlje jabuke
6 urmi
Pola šolje maslinovog ulja
Kašik meda
Himalajska so

Sve raditi u blenderu dok ne postane – kečap...

PRAVI SIROVI KEČAP

Šolja sušenih polovina paradajza
Sok od limuna
2 seckana paradajza
Urma
Još malo sušenog paradajza
Malo bibera
Malo himalajske soli

Sve izraditi u blenderu dok ne postane - kečap.

Ovakav kečap može da opstane u frižideru do nedelju dana...

SIROVI MAJONEZ

Šolja sirovih indijskih oraha, prethodno namočenih u vodi bar dva sata
Četvrt šolje hladno ceđenog maslinovog ulja
Četvrt šolje cvetića karfiola
Pola šolje vode
Kašika limunovog soka
Kašičica slačice
Kašičica meda
Kašika organskog sirćeta od divlje jabuke
Prstohvat himalajske soli

Blendirati karfiol i indijske orahe, postepeno dodavati vodu i ulje, a zatim i stale sastojke, na kraju limunov sok i slačicu, radi boljeg ukusa.

Za ovo vam je neophodan moćan i jak blender, kao „vitamix".

MAJONEZ SA AVOKADOM

Šolja sirovih indijskih oraha, prethodno namočenih u vodi bar dva sata
Četvrt šolje hladno ceđenog maslinovog ulja
Avokado
Pola šolje vode
Kašika limunovog soka
Kašičica slačice
Kašičica meda
Kašika organskog sirćeta od divlje jabuke
Prstohvat himalajske soli

Isto kao osnovni recept za majonez, samo ubacite još pola avokada i dodajte još limuna.

PRAVI SENF A NE HEMIJA!

Četvrt šolje zrna bele slačice
Četvrt šolje zrna crne slačice
3/4 šolje organskog sirćeta od divlje jabuke ili
6 kašika svežeg soka od limuna
Trećina šolje vode
1 1/2 kašičica meda
Četvrtina kašičica kurkume (tumerika)
Četvrtina kašičice soli

Sve sastojke lagano u blenderu umešati u senf. Začine i ukus podesite po sopstvenom nahođjenju.

NEOBIČNI ORAŠASTI PARMEZAN

Šolja oraha
Kašičica belog luka u prahu ili četiri gnječena čena belog luka
Kašičica morske soli ili malo himalajske
10 komada sušenog paradajza, samlevenih u fin prah

Sve sastojke pomešati u blenderu - i parmezan je gotov!

ŽIVI SIR OD INDIJSKOG ORAHA

Ime sir shvatite uslovno. Ukus neće biti kao kod sireva životinjskog porekla, ali će imati neki divan, drugačiji ukus. Sirevi koji su prec vama predstavljaju obilje zdravlja i lep dodatak salatnom obroku.

Dve šolje sirovog indijskog oraha, namočenog u vodi 2 do 4 sata
Četvrt do pola šolje filterisane vode
Četvrt šolje soka od limuna
Pola šolje jestivog kvasca
Prstohvat himalajske soli

Kašičica belog luka u prahu
Kašika seckanog peršuna
2 kašike maslinovog ulja

Stavite orahe, vodu i sok od pola limuna u blender.
Dodajte postepeno još limunovog soka, beli luk i so.
Dobićete sir nalik italijanskoj rikoti ili našem švapskom siru.

Varijacije na istu temu:
SIR SA ZAČINSKIM BILJKAMA

Seckani luk
Kašika seckanog peršuna
Kašika svežeg bosiljka
Kašika seckanog timijana
Dve kašike jestivog kvasca.

Dodati ove sastojke osnovnom siru od indijskih oraha, proraditi u blenderu.

SIR SA PARADAJZOM I BOSILJKOM

Kašika sirovog kečapa
2 čena belog luka
4 kašike seckanog bosiljka

Dodati ove sastojke osnovnom siru od indijskih oraha, proraditi u blenderu.

ŽIVI URNEBES

Ostatak od bademovog mleka
Limunov sok
Maslinovo ulje
Ljuta papričica
Aleva paprika
Beli luk
Crni luk

Timijan
Bosiljak

Sir možete da napravite i od badema: kada pravite bademovo mlekc, procedite ga, ono što ostane u gazi zakiselite limunovim sokom, dodajte ljutu alevu papriku, beli luk, timijan, bosiljak, maslinovo ulje i eto urnebes salate!

REZANCI BOLONJEZE

Potreban vam je nož koji povrće ljušti u rezance, ili mašina za rezance, ili veoma oštar nož, veština i puno strpljenja. Nož za rezance imate na pijacama, ja sam od firme Bobex uzela originalne noževe koje u restoranima koriste za dekorisanje hrane.

Dve tikvice

Preliv bolonjeze:

Sirovi kečap
Glavica luka
3 čena belog luka
Bosiljak
Origano
Seckani paradajz
Seckana paprika
Seckane masline

Umesto parmezana - mleveni susam...
Tikvice iseckajte na rezance. U blender na najmanjoj brzini iseckajte luk. Pomešajte ga sa kečapom, dodajte još seckanog paradajza, papriku, bosiljak i origano, sipajte preko rezanaca i odozgo pospite maslinama.

REZANCI NA SICILIJANSKI NAČIN

Tikvice

Sicilijanski preliv

1 patlidžan
2 čena belog luka
Glavica crnog luka
2 grančice celera
Masline
2 kašike kapra
Sok od jednog limuna
Kašika meda
Kašika kečapa, sirovog
Himalajska so
Maslinovo ulje

Oljuštiti patlidžan, iseckati ga i staviti u blender sa ostalim sastojcima, i na najmanjoj brzini seckati i mešati. Ostaviti sos nekoliko sati u frižideru da se svi sastojci dobro izmešaju, zatim ga sipati preko rezanaca od tikvica. Posuti mlevenim susamom.

Sicilijanska kaponata može da se jede i sama, bez rezanaca, uz krekere.

SIROVA KUHINJA - SVET

GUAKAMOLA SOS (MEKSIKO)

1-2 avokada
2-4 čena belog luka
Pola crnog luka (najbolja su pera mladog luka)
Sok jednog limuna
Malo maslinovog ulja
Prstohvat himalajske ili morske soli

Napravite pire od avokada, poželjno u blenderu, jer viljuškom nećete dobiti isti efekat. Zatim u blender ubacite i prethodno iseckani beli luk, limun, ulje i so. Poslužite kao prilog ili predjelo. Uz krekere, prava večera!

VARIJACIJA GUAKAMOLA SOSA SA PARADAJZOM!
(za puno ljudi)

Pola kilograma šeri paradajza
Trećina šolje svežeg korijandra
(ako nema onda malo manje osušenog)
1 čen belog luka
3 avokada
Limun
Malo maslinovog ulja

Sve sastojke grubo iseckajte u blenderu na najmanjoj brzini i služite odmah!

TROPSKI SOS DA ZADIVITE I NAJTVRDOKORNIJE ...

Mango iseckajte na kockice (birajte što zreliji, ili ga zimi ostavite zimi na radijatoru ili na toplom nekoliko dana, da sazri. Isto važi i za avokado.)

Šolja kockica svežeg ananasa
Pola crvene velike paprika
Četvrtina velikog crvenog luka ili pola manjeg
Pola ljute papričice
Sok od 1 limete
Prstohvat himalajske soli (a i ne mora)

Sve sastojke satvite u blender, prespite u činije, i dobro ohladite u frižideru...

JEDNOSTAVNA MEKSIČKA GUAKAMOLA (GUACAMOLA)

Pola ljute crvene papričice
1 čen belog luka
2 velika avkoada, zrela i meka
Kašika maslinovog ulja

Papričice i beli luk sameljite, dodajte meki avokado, ulje i to je to...

IZVORNA GUAKAMOLA

Sastojci kao u predhodnom receptu, plus

1 manji paradajz, iseckan sitno
Pola crnog luka
1 kašičica mlevenog korijandra
Malo soli

Sve sastojke pomešati i služiti sa krekerima od kukuruza, odnosno naćosima...

MEKSIČKI SIR ZA NAĆOSE

Šolja sirovih indijskih oraha
Grana celera (izbegavajte koren, jedite samo lišće ili ponekad, kao za
ovaj recept, častite sebe velikim lisnatim celerom)
3 čena belog luka
Pola crvene paprika
8 komadića sušenog paradajza
Malo soli
Šaka limun trave (može i nana)
Dve kašike seckanog crvenog luka
Četvrtina ljute papričice
Sok od 1 limuna
Malo čili začina
Jedna urma
Pola avokada

Sve blendirajte sa malo vode dok ne postane kremasto.

SIROVI NAĆOSI

1 tikvica
Pola luka
Paket smrznutog kukuruza šećerca
Pola limuna
1 paradajz
Biber
100 gr. badema
Maslinovo ulje
Malo vode

Sve sastojke staviti u "Vitamix" i za minut na turbo brzini umesiti
testo za naćose. Ređati ih kašikom u plehove dehidratora, sušiti 10
sati, na 35 stepeni. Prevrnuti ih na pola puta...

A uz naćose idu sosovi, ili na španskom – salse...

SVEŽA SALSA

Šaka svežeg korijandera
1 veliki crni ili crveni luk
Pola kg paradajza
100 gr paradajza sušenog
3 čena belog luka
2 papričice ljute

Sve sastojke raditi u blenderu dok ne postane ljuti crveni sos...

ZELENA SALSA

Pola kg zelenog paradajza
Mali crni luk
2 papričice
3 čena belog luka
Šaka korijandera

Sve staviti u blender i raditi dok ne postane zeleni ljuti sos!

KUKURUZNE TORTILJE

Paket smrznutog kukuruza šećerca
300 ml vode
Malo soli

Odmrznuti kukuruz. Dodati vodu, proraditi u blenderu dok ne postane gusto i kremasto. Stavljati na podloške dehidratora u obliku tortilja ili palačinki i sušiti satima dok ne postane hrskavo.

ŠTA TO OD SIROVE HRANE NUDE GRCI?

Hladno ceđeno maslinovo ulje sa puno različitih ukusa...

MASLINOVO ULJE SA RUZMARINOM, LOVOROM i CRVENIM PAPRIČICAMA

2 šolje ulja
Šaka svežeg ruzmarina
2 lista lovora
1 kašičica aleve paprike

Začine oprati i dobro osušiti, dodati ulju, skloniti na hladno i mračno mesto 3 nedelje pre upotrebe. Ovo ulje je odlično za marinade...

MASLINOVO ULJE SA KORIJANDEROM I BIBEROM

2 šolje hladno ceđenog maslinovog ulja
1 kašičica semena korijandera
1 kašičica zelenog i crnog bibera
Malo narendane kore od limete

Sve sastojke osim ulja i limete istucati tučkom. Nasuti u čistu bocu ulje, dodati začine, zatvoriti i držati na hladnom i mračnom mestu 3 nedelje pre upotrebe.

ULJE SA PET UKUSA

4 šolje devičanskog maslinovog ulja
Grančica svežeg ruzmarina
1 kašičica timijana
1 kašičica oregana
3 sveža lista nane
4 sveža lista bosiljka
1 kašičica morske soli

Isprati i dobro osušiti biljke. Osim grane ruzmarina, ostale sastojke istucati tučkom. Sipati u bocu ulje, dodati sastojke, zatvoriti i držati na suvom, hladnom i mračnom mestu par nedelja. Tokom tog perioda, promućkati ulje nekoliko puta.

MASLINOVO ULJE SA SUŠENIM PARADAJZOM

2 šolje devičanskog maslinovog ulja
6 sitno iseckanih sušenih komada paradajza
2 kašike kapra

Male paradajze lako možete da sušite na suncu ili u dehidratoru. Poređajte u bocu sušene kriške paradajza, dodajte kaprice i napunite bocu uljem.

MASLINOVO ULJE SA BELIM LUKOM I BOSILJKOM

2 šolje devičanskog maslinovog ulja
3 čena belog luka
1 i po kašičica svežeg lišća bosiljka
2 zrna zelenog bibera

Sve sastojke sitno iseckati i ubaciti u ulje. Možete da upotrebite i blender.

MASLINOVO ULJE SA CIMETOM, ORAŠČIĆIMA, KARANFILIĆEM I LISTIĆIMA MAKA

Ovo ulje se koristi u medicinske svrhe, kod gušoboljem bolova. Intenzivnog je ukusa i boje i idealan za biskvite i krekere....

2 šolje hladno ceđenog ulja
2 parčeta drvca cimeta ili kašičica cimeta u prahu
1 kašičica karanfilića
1 komad muskatnog oraščića
15 listića maka ili kašičica samlevenog maka

132

U blenderu brzo proraditi ulje sa začinima, sipati ga u bocu, zatvoriti i držati na suvom i hladnom mestu par nedelja.

MASLINOVO ULJE SA KOMORAČOM

Ovo ulje je odlično za marinadu sirove ribe

2 šolje devičanskog maslinovog ulja
2 kašike sitno seckanog komorača
1 kašika rendane limunove kore

Postupiti kao i u predhodnim receptima...

MASLINOVO ULJE SA ANISOM, CIMETOM, KARANFILIĆEM...

2 Šolje devičanskog maslinovog ulja
1 kašičica zvezdastog anisa
2 komada cimetovog drveta
1 kašičica karanfilića

Sve sastojke istucati u avanu tučkom. Sipati u teglu ili flašu, naliti uljem, dobro zatvoriti i 2 nedelje čuvati na tamnom i suvom mestu.

LJUTO ULJE

2 šolje hladno ceđenog maslinovog ulja
2 suve crvene ljute papričice
1 sveža zelena ljuta papričica

Papričice pritisnuti i iscediti maksimalno. Staviti ih cele u teglu ili bocu, naliti uljem, zatvoriti u čuvati par nedelja pre upotrebe.

KRITSKI PESTO SOS

! šolja maslinovog ulja
1 šolja svežeg iseckanog bosiljka
Pola šolje seckane sveže nane
Pola šolje oraha
2 kašike narendane kore od pomorandže
2 čena belog luka
Pola kašičice soli
Pola kašičice zelenog bibera

Sve sastojke stavite u blender i postepeno dodajte ulje sve dok ne postane sos. Ako je pregust, dodajte još malo ulja.

MARINIRANI LOSOS

Fileti lososa
Limunov sok
Sok od limete
Maslinovo ulje
Malo tamari sosa
Malo meda
Parćence ljute papričice za pikantniji ukus

Napraviti u blenderu marinadu od limuna, limete, meda, ulja i tamari sosa i preliti njome filete lososa, iseckane na komadiće. Staviti preko noći u frižider. Ovakvu sirovu ribu stavite u salate i služite. Što više limuna, to bolje...

Još malo egzotike - MALO NEODOLJIVE INDIJSKE HRANE

Indijska kuhinja je toliko bogata jakim začinima, ljutinom i neobičnim ukusima, i ko je jednom proba, više mu ništa nije ni dovoljno ljuto ni ukusno ... a ovo je malo zahtevnija varijanta indijske kuhinje, za koju vam je potreban dehidrator, ali vredi svaku paru...

SAMOSA RAITA

Za samosa palačine

Pet šolja oguljenih manjih tikvica
2 kašike maslinovog ulja
3 kašike soka od limete
Pola kašičice čili praha ili ljute aleve paprike
Kašike začina GARAM MASALA (vidi recept)
Kašičica soli
Pola šolje mlevenog semena lana

Sve sastojke stavite u blender dok se ne napravi testo za palačinke, sipajte na nelepljivu podlogu u dehidratoru palačinke veličine 25 cm puta 25 cm i ostavite ih da se suše 8 sati, na 35 stepeni. Prevrnite i sušite još malo, pola sata, da budu gotove sa obe strane.

Za samosa nadev

Oguljena tivica
3 kašike vode
Šolja semenki od suncokreta
Kašika soka od limuna
Čen belog luka
Kašika svežeg đumbira
Četvrt kašičice tumerika (žuti začin)
2 kašike začina GARAM MASALA
Kašika meda
8 komada sušenog paradajza

Malo soli
Sastojke stavite u blender i grubo ih iseckajte. Dodajte zatim
Pola šolje seckanog spanaća
Dva mlada crna luka, seckana
Malo svežeg korijandra seckanog (ili u prahu)
Pola šolje graška

Pulsirajte u blenderu nekoliko puta da se sve pomeša, a sačuva
teksturu.

SALATA RAITA OD KRASTAVCA

Četvrt šolje indijskih sirovih oraha
Šolja rendanog krastavca
Kašika meda
Kašika sirćeta od divlje jabuke
Malo soli
Četvrt šolje sveže nane
Čen belog luka
Malo kima
Kašika soka od limete ili limuna
Malo bibera

Sve sastojke stavite u blender.

Od palačinki napravite fišek kom je jedan kraj zatvoren (kao kornet) i
punite ih nadevom. Zatvorite drugim krajem palačinke, služite sa
raita saltom od krastavaca.

GARAM MASALA

U Indijskim radnjama može da se kupiti gotova mešavina čarobnog
začina pod nazivom garam masala, ali sam i u našim uslovima
napravila odličnu mešavinu, učeći iz jednog sjajnog indijskog kuvara.
Pa evo i tog recepta...
Istina, ja sam ga pravila u avanu, ali sada, uz moćne blendere...
Kašika kardamoma (tumerik)
Štapić vanile

Kašičica kima
Kašičica muskatnog oraščića
Kašičica karanfilića
Kašičica bibera
Kašičica kima
Pola kašičice suvog korijandera
Dugački list lovora
Pola kašičice peruanske Make u prahu (ne mari ako nema)
Malo anisa

Sve začine staviti u mlin ili blender ili avan i mleti dok se ne sjedini u prah neverovatnog mirisa... Ovo je količina za četiri kašike garam masale. Udvostručite količinu, biće lakše u blenderu.

SLATKIŠI

Sitni slavski živi kolači – bez šećera i dodatnih kalorija!

Osnova kolača i kuglica su uvek orasi, bademi i urme...

2 šoljice oraha
Pola šoljice očišćenih urmi, namočenih u vodi
Pola kašičice praha peruanske Make
ili
Pola kašičice mlevenog organskog rogača
Pola kašičice kakao praha
Šetvrt šoljice meda ili agave sirupa
Kašičica vanile

Ako smesa nije dovoljno gusta, umešati mleveni susam ili mlevenu heljdu.

Izradite u blenderu, može i deo po deo, mešavinu svih sastojaka, spojite sve u gustu smesu i oblikujte kuglice, koje zatim možete da uvaljate u sirov susam, mleveni kokos ili kakao prah.

KOCKE OD BANANE I ČOKOLADE

2 banane
Kašika mlevenih lešnika
3 kašike sirovog kakao praha
Pola šoljice rastopljenog kokosovog ulja
2 kašike sirupa od agave ili meda
Pola štapića vanile

Sve sastojke stavite u multipraktik ili snažan blender, dok ne dobijete gladak krem.
Smesu utisnite u kalup i stavite u frižider. Kada se krem stvrdne narežite ga na kocke i služite.

CRÈME DE LA CRÈME DE LA CRÈME DE LA.....
ili ti Srpski rečeno
ČIZ KEJK

Krem:
Šoljica borovnica, svežih ili iz zamrzivača
Kašičica limunovog soka
2 veće urme
2 kašičice kokosovog ulja, rastopljenog

Kora:
Četvrtina šoljice badema
Četvrtina šoljice oraha
Prstohvat morske soli
Pola ili cela kašičica sveže naribanog đumbira
4 veće urme
Sladoled:
2 zrele banane, oguljene i smrznute
Kašičica soka od limuna

U multipraktiku ili u blenderu kombinujte borovnice, limunov sok i urme, blendirajte dok ne postane glatka smesa. Dodajte kokosovo ulje i još malo blendirajte. Stavite u frižider na 20 minuta.

U blenderu sameljite orašaste plodove u fino brašno. Dodajte urme i ribani đumbir zatim blendirajte dok se sve dobro ne izmeša.

U blenderu radite banane do kremastog sladoleda, a onda dodajte sok od limuna. Za serviranje podelite u čaše. Prvo stavite krem sladoled s bananom, pa dodajte četvrtinu šoljice krema od borovnica i dve kašike kore za svaku čašu. Krem lagano sa kašikom stavite na vrh... i to je vrh!

Cheesecake je sirov, što znači da su prisutni svi vitamini, minerali i enzimi.

Umesto atomske bombe praznih kalorija u stomaku, imate pregršt voća i orašastih plodova.

I JOŠ JEDAN, OVOG PUTA CHEESECAKE

Kora:
Pola šoljice sirovih badema (ili oraha)
Pola šoljice mekih urmi
Četvrtina kašičice himalajske soli (I ne mora)

Nadev:
Šoljica i po sirovih indijskih oraha, namočenih najmanje 5 sati, najbolje preko noći
Sok od 2 limuna
Pola štapića vanile
Trećina šoljice sirovog kokosovog ulja, rastopljenog
Trećina šoljice meda
Šoljica malina

Stavite urme i bademe u blender, meljite do željene finoće. Testirajte koru tako što ćete u rukama mesiti malu količinu. Ako se sastojci drže zajedno, kora je savršena. Stavite koru u kalup za tortu, pritisnite čvrsto, pazeći da su rubovi dobro pritisnuti.

Otopite kokosovo ulje u toploj vodi, da bude tečno.

Stavite sve sastojke za nadev osim malina u blender i blendirajte na najjačoj brzini do vrlo glatkog krema .

Sipajte oko dve trećine smese na koru i zagladite nožem. Dodajte maline u preostali nadev i blendirajte dok ne postane gladak krem. Sipatjte preko prvog sloja nadeva. Stavite u zamrzivač dok se ne stvrdne.

Izvadite iz zamrzivača pola sata pre nego što ćete poslužiti. Oštar nož pod toplu vodu - i režite na kriške. Poslužite samostalno ili sa svežim voćem. Ostatak stavite u zamrzivač (ako ostane?).

ČOKOLADNI MUS KOLAČ

KORA:
Šolja i po do dve mešavine brazilskog sirovog oraha i badema
Trećina šolje kokosovih listića
Šolja očišćenih urmi
Kašičica cimeta
Parče vanile
Malo meda

Podmažite pleh kokosovihm uljem. Orahe sameljite u blenderu. Dodajte začine i urme. Radite u blender dok ne postane lepljiva, gusta masa. Stavite u foliju pa u frižider dok ne pripremite ostalo.

NADEV:
Pet avokada (očišćenih i seckanih)
Dve velike banane
Šolja i po kakao praha
¾ šolje meda
Štapić vanile
Kašika cimeta
Prstohvat himalajske soli
Kašika kokosovog mleka ili soka
Kašik - dve kokosovog ulja

Sve sastojke stavite u blender i napravite. Prelijte preko kore, pokrijte folijom i ostavite u zamrzivaču dva sata. Izvadite malo pre služenja... Uživajte!

141

ŠUMSKA TORTA

Kora:
2 šoljice badema
Pola šoljice urmi
2 kašike meda
Pola štapića vanile
3 kašike rastopljenog kokosovog ulja
2 kašike sirovog kakao praha
Krem:
2-3 avokada
Šoljica indijskih oraha
4 kašike sirovog kakao praha
Pola šoljice rastopljenog kokosovog ulja
Pola šoljice meda

Meljite bademe u blender dok se pretvore u brašno, dodajte sve ostale sastojke, i kada se kora uobliči u masu, pritisnite rukama u kalup za tortu koju ste prethodno obložili masnim papirom.

Kada se kora malo stegne u kalupu, preko nje ređajte prvo maline, između svake maline dodajte borovnice, ribizle, brusnice, pa na kraju manje jagode (nemojte da ih sečete već odaberite sitnije jagode), preko malina i borovnica.
Avokado, indijski orah, rastopljeno kokosovo ulje, med i kakao prah stavite u blender i blendirajte dok ne dobijete gust, kremasti čokoladni krem.

Krem prelijte po voću. Ukrasite tortu ostacima voća, malinama, borovnicama, šumskim jagodama... stavite na jedan sat jedan u zamrzivač. Onda izvadite tortu iz kalupa.

Šumsko voće u prirodi raste slobodno, bez hemikalija. Siromašno je kalorijama i nema masti, ali zato sadrži čitav spektar vrednih vitamina, minerala i fitohemikalija.

Izuzetno je bogato vitaminom C, vitaminom A, folnom kiselinom, kalijumom, manganom i jestivim vlaknima. Šumsko voće je izvanredan izvor brojnih fitohemikalija, koje imaju snažno antioksidantno, protiv upalno i antiinfektivno dejstvo.

Većina šumskog voća doprinosi očuvanju zdravlja urinarnog trakta. (brusnica je nezaobilazna u lečenju ešerihije koli i učestalih cistitisa). Takođe, ima pozitivno deluje na smanjenje rizika od kardiovaskularnih bolesti, srčanog udara, određenih oblika karcinoma, bolesti očiju (borovnica je zakon za oči) i probavnog sistema, i pozitivno utiče na nivo šećera u krvi, krvni pritisak i apetit.

Najbolje u vezi sa šumskim voćem je to što postoji toliko mnogo vrsta - jagode, kupine, maline, ribizle, borovnice, aronija, brusnica .. spisak je beskonačan. I kada jedemo više vrsta oednom, sasvim sigurno organizmu dajemo „bombu zdravlja".

PROSVETLJENJE UZ KAKAO, LEŠNIK I BANANU

Šolja lešnika (ili badema)

3 zrele banane

3 kašike sirovog kakao praha

Kašika praha peruanske make (ili našeg rogača)

Šolja i po hladne vode i 3 kašike kokosovog ulja ili

Kokosova voda ili kokosovo mleko

2 kašike meda

2 kašike ili parče svežeg đumbira

6 suvih kajsija, seckanih

Samleti lešnike ili bademe sa makom i kakaom. Ne morate ih da prethodno potapate. U blenderu sameljite bananu sa kokosom. Dodajte lešnik, med i điumbir.

Sipajte masu u posudu koja može da ide u zamrzivač. Odozgo pospite sa seckanim bademima i seckanim kajsijama. Stavite u zamrzivač 6 sati, iznesite i poslužite s ljubavlju!

CIMET BOROVNICA

3 šoljice proklijale heljde
Šoljica badema namočenih preko noći
2 šoljice borovnica
Kašičica vanile u prahu ili pola štapića vanile
Četvrtina kašičice cimeta
Kašika peruanske make (ili rogača)
Pola šoljice agava sirupa ili meda

Namočite heljdu preko noći i dobro isperite. Stavite u sito nad sudoperom da se ocedi višak vode. Pomešajte s bademima, borovnicama, cimetom, makom i medom i stavite na plehčiće dehidratora.

Pet sirovih činjenica o ovom receptu:

1. Heljda je "potpuna belančevina". Ovo je bitno za one koji su u dilemi u pogledu biljnih i životinjskih proteina.

2. Cimet se u kineskoj medicini često koristi da pospeši vitalnost i poboljša cirkulaciju. Na primer, cimet bi mogli više da koriste oni kojima su uvek hladne noge.

3. Maka je takođe moćna u aminokiselinama i belančevinama. To je biljka koja pomaže hormonalnu ravnotežu. Adaptogenik (prilagodljiva, super biljka) u telu uspostavljaju harmoniju, ne samo što daju već i "prilagoavaju" sveza telo korisne stvari.

144

4. Vanila sadrži tragove minerala kao što su kalcijum, magnezijum, kalijum, mangan, gvože i cink. Pobrinite se da dobijete pravu vanilu, umesto veštačkih ekstrakta koji uopšte ne sadrže iste sastojke kao prava, prirodna vanila.

5. Bademi su pobednici u skali ishrane u odnosu na sve ostale orašaste plodove. Sadrže vitamin E, kalcijum, fosfor, gvože il magnezijum, a takođe i cink, selen, bakar i niacin. A tu su i belančevine.

HRANA ZA MOZAK

Ima li savršenijeg i složenijeg organa u kosmosu od ljudskog mozga? Pa opet, ni u jednoj školi se ne uči kako da brinete o svom mozgu, kako dag a održite zdravim….a mozak upravlja celim svetom, upravlja poslovima, porodicama, upravlja vama. Procenjuje se da u mozgu postoji oko sto milijardi nervnih ćelija, a veza menju njima ima više nego zvezda u svemiru. Mozak čini samo 2 procenta ukupne telesne mase, ali koristi oko 25% kalorija koje unosite u sebe. Ako niste jako, jako brižni, vaš mozak svakoga dana izgubi oko 85000 moždanih ćelija ili jednu u sekundi. Mozak je organ za preživljavanje, organ ljubavi, učenja, ponašanja, inteligencije, vere, znanja, ličnosti, karaktera.

Iako zakon kaže da je čovek odrastao i punoletan sa 18 godina, njegov mozak nastavlja da raste i da se formira sve do 25 godine. Zato bi treblo da mnogo više pazimo na mozgove svoje dece i tinejdžera. Mnoge aktivnosti mladih ljudi uništavaju njihov mozak, od marihuana do alkohola, od igranja video igrica do kockanja.

Mozak se hrani putem krvi. On koristi 20 procenata ukupnog ljudskog krvotoka i kiseonika. Dobar protok krvi kroz mozak je neophodan za njegovo zdravlje. Tek kada se desi moždani udar ili izliv krvi, pomislimo na vezu mozga i krvi….Krv donosi kiseonik, đećer, vitamine i minerale do mozga, a odnosi iz njega metaboličke otrove i ugljen dioksid. Sve što ograničava protok krvi doprinosi starenju i propadanju mozga. Uporedite samo kožu pušača i nepušača…

Da biste ostali mladi i vitalni, morate da poboljšate protok krvi u mozgu. Odnosno, sve što je dobro za srce, dobro je i za mozak. A što je dobro za mozak i srce, dobro je i za polne organe. Sve je povezano u našem jedinstvenom organizmu.

Šta najviše uništava mozak i srce?
Stres.
Kofein.
Nikotin.
Dehidratacija.
Otrovi u životnoj sredini.
Nedostatak sna.
Nedostatak vežbanja.

U knjizi "Veličanstveni um, zdrav mozak kroz čitav život", Dr Danijel Ejmen slikovito kaže da droge i alkohol izazivaju izgled mozga nalik na žvajcarski sir usled opšteg smanjenja protoka krvi...

Ja ne preporučujem često dodatke ishrani, iz prostog razloga što ishrana živom hranom omogućuje optimalni metabolizam i trajno zdravlje. Ali, ako je već šteta načinjena, a jeste, i tek sada krećete da polako prihvatate ovaj način ishrane, pomozite svom mozgu tako što ćete mu još dodatno dati riblje ulje, ginko, žen-šen i L-arginin koji podstiču protok krvi u mozgu. Ali najvažnije je da uklonite otrovne materije iz svoje okoline i da vežbate... što ste stariji, potrebno je više da vežbate.

Po dr Ejmenu, ishrana korisna za mozak uključuje sledeće:
- Mnogo čiste vode. Mozak se sastoji od 80% vode.
- Malo kalorija. Gojaznost šteti mozgu. Gojaznost udvostručuje opasnost od Amchajmerove bolesti.
- Biljni proteini, kao i belančevine iz nemasne ribe, pomažu izgradnju neurona. Dakle, badem, konoplja, kinoa, peruanska maka...
- Složeni šećeri iz voća, povrća I žitarica su odlični za mozak
- Zdrave masti, avokado, koštunjavo sirovo voće pomaže održavanju ćelijskih membrana.
- Mnogo antioksidansa u hrani, kao što su borovnice. Svo voće je zaduženo da čisti organizam od otrova.

Za mozak su razorna sva zaslađena gazirana pića.

Glavobolje, migrene, artritis, problem u koncentraciji, mišljenju, kod dece u čitanju, praćenju nastave, svi ovi problemi dolaze od veštačkih zaslađivača i gaziranih slatkih pića...

Posebnu priču predstavlja preterano gledanje televizije, korišćenje kompjutera, mobilnog telefona...

Dečji mozak je naročito ugrožen jer sva hrana industrijska namenjena deci sadrži veštačke boje, mirise, aditive, koji utiču na to da su deca nervozna, hiperaktivna, da prekidaju odrasle često, nemaju koncentraciju, vrpolje se, preterano brbljaju I bivaju nemirna.

Nećete verovati ali zagovornici prirodnog lečenja moždanih problema, čak i duševnih bolesti, svi se slažu da unošenjem mnogo vitamina, enzima, voća, povrća, sirove biljne hrane uz dodatak ribljeg ulja ima daleko jače i trajnije dejstvo od lekova za smirenje, i drugih jakih droga koje umrtvljuju pacijente. Banane, banana, bogate kalujumom, svaki dan po zeleni list kelja u blender sa bananom i borovnicom i drugim voćem, limunom i vodom, učiniće da se poveća vaša kreativnost, moždana aktivnost, da vam se razviju i osnaže personalna inteligencija, socijalna, čulna, fizička... jednom kada krenete da brinete o svojim organima, o mozgu i o srcu, plućima, jetri i predivnim dugim, biljojednim crevima, kao i organima svog deteta, shavtićete koliko ste jedinstveni, posebni, genijalni, sposobni i zdravi...

ŽIVA HRANA ZA SPORTISTE I BODIBILDERE

Šta bi trebalo da znate: sportisti i bodibilderi često izgledaju zdravije, ali to ne znači da to stvarno i jesu. Njihova su tela samo zategnutija j jača. Ali ako uzimaju (a uzimaju) steroide, dodatke ishrani, hemiju, nezdravu hranu, suviše pečenog, prženog, kuvanog, kad-tad će platiti cenu za svoj nemar. Svi znamo da je Novak, otkako je iz svoje ishrane izbacio gluten, počeo bolje da igra - dakle, neće vam ni jedna hrana povećati mišiće. Mišići i kosti se jačaju samo VEŽBANJEM I OPTEREĆENJEM. Možete u ležećem položaju da uzimate tone kalcijuma, on se neće vezivati niti jačati kost. Kosti su prefinjena tkiva nalik mostovima: ako je na mostu veće opterećenje, odozdo moraju da se ojačaju nosači. Isto i kost reaguje na pritisak: čim je opterećenje veliko, vezuje kalcijum i povećava svoju gustinu. Zato stari ljudi neće polomiti kosti ako vežbaju, nego će ih naprotiv ojačati. Osteoporozu ćete pobediti jedino vežbanjem.

Stvoreni smo da se krećemo, a prestali smo to da radimo. Postali smo ovisnici o automobilima, gradskom prevozu, jer imamo utisak da ćemo nešto izgubiti ako odvojimo dodatno vreme.

Pre neki dan išla sam na proslavu 36. godišnjice mature. Išla sam u nekadašnju Osmu beogradsku gimnaziju, na Cvetnom trgu, današnju Treću. Setila sam se da sam tada mnogo volela da se šetam gradom, da pešačim satima... i pošto je bila velika vrućina, nije mi se ulazilo u autobus, pa sam sasvim spontano krenula sat i po ranije iz bloka 28 na Novom Beogradu, ka restoranu Lovac, malo iznad Slavije. Nekih 7 - 8 kilometara.

Prešla sam ih za sat i po, ali te prizore, taj prelazak preko Brankovog mosta, a ne pamtim kada sam ga poslednji put prešla peške, to gledanje fasada i izloga OČIMA MATURANTKINJE, ne mogu da vam opišem. Toliko sam bila razdragana, da sam htela peške i da se vratim, ali mi drugarice nisu dozvolile...

A jedan Van Gog je peške došao iz Amsterdama u Pariz... mojih osam kilometara su stvarno smešna priča...

I ne samo što nisam izgubila vreme, nego sam samo stekla nezaboravno iskustvo...

Nedelju dana kasnije trebalo je, kao i uvek sredom, da sviram u Sansetu, na Adi Ciganliji. Ali beše vreme svetskog prvenstva u fudbalu i kada sam stigla na Adu, rekoše mi da će svirka početi posle utakmice. Sela sam i pokušala da gledam kako ljudi trče za loptom - to mi se činilo kao krajnje kontraproduktivno. Ustala sam, i krenula jedan krug oko Ade, takođe 8 kilometara. Ovaj put sam ih prešla za sat i deset minuta... a onda svirala i pevala još dva sata...

Odsustvo umora i upale mišića, telo u dobroj formi u mom slučaju nije rezultat svakodnevnog intenzivnog vežbanja već ishrane živom hranom i NEKOG, ali svakodnevnog kretanja – ja vežbam u atobusu, dok idem ka stanici, u kolima dok vozim, zatežem i opuštam mišiće dok sedim u kancelariji razgovaram sa ŽENAMA na Prvoj televiziji, ja stalno nešto vežbam, protežem se, istežem, zavrćem, odrvrćem, ruke, prste, šake, ramena, noge pod stolom...

Ali jednog dana sam poželela, ni sama ne znam zašto da se posle mnogo decenija, izmerim i vidim tačno koliko sam visoka. Pamtim da sam na poslednjem sistematskom pregledu imala 167 cm. I sada, 35 godina kasnije, izmerim se i imam šta da vidim! Nemoguće! Neverovatno! Zar meni to da se desi! Smanjila sam se čitavih 5 cm. Moja skolioza, već prilična u 12.oj godini, kada su hteli da me stave u korito ili gips, od koje mi je jedan kuk isureniji, jedna lopatica izraženija, učinila je da se smanjujem. A onda se setim i reči jednog velikog ovdašnjeg eksperta za kičmu koga sam lično čula kako se obraća jednoj pacijentkinji i kaže, vrteći glavom: "Do pedesete još nešto i može da se uradi sa kičmom. Posle je samo krpljenje...". "Ma, je i tako?" Dreknem u sebi i postavim najveći zadatak do sada, da ispravim konačno svoju kičmu. Kako? Tako što sam krenula sa ozbiljnim kros treningom tokom 2 meseca, od dva do tri sata dnevno u proseku. Prešla sam skoro 200 km peške, preplivala desetine kilometara, pretrčala još toliko, istezala se, radila jogu za leđa, trodimenzionalne vežbe za skoliozu, kosmonautske vežbe Larise Fotine i Grujine, Tai Chi, moju omiljenu Džejn Fondu, brazilske vežbe za stražnjicu, kupila knjige o ishrani sportista i, dva meseca kasnije, porasla sam 3 cm a kičma se ispravila, mišići pojavili, obim kukova smanjio 7 cm, grudi kao i moje ambicije porasle... sada bih da treniram za maraton, da organizujem takmičenje u bodibildingu 60 plus, da se popnem na Mont Blanc... Nema kraja mojim idejama. A sve su počele da se roje, kada mi se telo, vežbom i treningom, promenilo... Sledeći poduhvat biće korekcija vida, ali o tom potom.

Da se vratim na pitanje pravih sportista. Ja tek počinjem.

Bitno je da znate da ni od jedne ishrane nećete izgubiti mišiće, osim ako se ne izgladnjujete. Tokom ovih treninga, a neki su bili i po 4 sata dnevno, jela sam čak manje od uobičajenog. I dalje 100 posto na biljnoj sirovoj hrani, smršala sam možda kilogram.

Ugljeni hidrati su nam glavni izvor energije. Dolaze u obliku složenih i prostih šećera. Prosti šećeri (glukoza, saharoza i fruktoza) ne sadrže dovoljnio drugih hranljivih materija, vitamina i minerala. Šećer koji se nalazi u žitaricama, kao što je kukuruz na primer, je složen i dolazi u paketu sa važnim hranlljivim vlaknima i materijama. Šećer u voću takođe sadrđi enzime i vitamine, i zato su voćni kokteli sa dodatkom zelenog lisnatog povrća neophodni i optimalni za pravilan rad mišića tokom treninga. Ugljeni hidrati brzo dolaze u krv (voće se zadržava u želucu svega pola sata) ali se ne skladište u organizmu u vbelikoj količini, zato ih treba uzimati u velikoj količini svakog dana. Preporuke sportske ishrane sugerišu unos od 55 - 60% kcal poreklom iz ugljenih hidrata što je za polovinu više nego što to prosečan Srbin unosi u svoj organizam... zato voće mora da se jede samo, i pre drugog povrća, jer se uneto zajedno sa drugom hranom, na primer sa orašastim plodovima bogatim mastima, usporava dotok šećera u krv. Nervi, mišići i druga tkiva kojima je potrebna energija, koriste upravo ovu glukozu iz krvi...

Ugljreni hidrati se deponuju u mišićima i u jetri u vidu granula glikogena, jedinjenja koje se sastoji iz više vezanih molekula glukoze. Tako deponovane ugljene hidrate koristimo na početku fizičke aktivnosti, a što duže vežbamo i kada potrošimo zalihe glukoze u mišićima, organizam izvlači ugljene hidrate iz jetre. Kada se i to potroši, onda klonemo – to najbolje znaju biciklisti, kad osete bol, zbunjenost i nedostatak koordinacije, što je posledica nedostatka šećera u nervnom sistemu, kome je ponestalo gorivo...

Zato dugoprugaši uvek uza sebe imaju energetska pića i energetske pločice, a ništa kvalitetnije nije od čistih svežih voćnih kombinacija i sušenih energetskih pločica koje sami napravite....

Ali ako unosite šećere, a ne vežbate, dolazi do formiranja masnog tkriva od viška ugljenih hidrata i povećanog holesterola. Samo redovnim vežbanjem sagoreva se veća količina ugljenih hidrata i smanjuje se nivo masti (lipida) u krvi.

Masti predstavljaju najefikasnije skladište energije – jedan gram masti oslobađa 9 kcal u poređenju sa 4 kcal koje po jednom gramu oslobađaju ugljeni hidrati i proteini (belančevine). Naš organizam ima niz mogućnosti kako da dođe do masti kao izvora ili zalihe energije, ali samo jedan način da ih se oslobodi – a to je fizička aktivnost. Masti se pojavljuju u dobrim i lošim oblicima, korisnim i štetnim, a u organizmu ih prepoznajemo i kao trigliceride i holesterol. U sportskoj ishrani se preporučuje unošenje do 25 % kalorija dnevno iz masti, što je skoro dvostruko manje od 40 do 50 procenata koliko danas u sebe unosi najveći broj ljudi...

Proteini, bilo biljnog bilo životinjskog porekla, se svi na kraju razgrađuju u amino kiseline. A nema životinjskih niti biljnih aminokiselina, tako da kada vam neko krene sa drevnom i netačnom pričom kako ljudima trebaju belančevine životinjskog porekla, presecite ih istinom i znanjem. Aminokiseline predstavljaju blokove za izgradnmju ćelijske membrane, mišićnog tkiva, hormona, enzima i mnoštvo drugih molekula. Fizička aktivnost stimuliše izgradnju aerobnih enzima za stvaranje energije, a treningom snage se stvaraju belančevine potrebne za snažniju kontrakciju. Sportska ishrana predviđa unos od 15 procenata ukupnih kalorija, upravo iz belančevina. Što se više vežba, treba više belančevina. Mnogo važnije od kvantiteta bitan je kvalitet unetih protein. Najčistije i najbogatije belančevine, sačinjene od svih 12 poznatih aminokiselina, ima u konoplji, zatim bademu, grašku, zelenom lisnatom povrću, žitaricama kao što je kinoa, peruanskoj maki...

Ako trenirate snagu ili izdržljivost, računajte da vam je potrebno najmanje 1,4 grama proteina po kilogramu telesne mase. Taj broj pomnožite sa brojem kilograma i dobićete tačnu meru belančevina koje treba da unosite dnevno u organizam, tokom treninga.

Mišiće čine voda i mast. Logično je dakle, da uz vežbanje unosite velike količine tečnosti, – bademovo mleko, konopljino mleko, semenke, orahe, zelene kašaste sokove, i još zelenih kašastih sokova. Razlika između ljudi koji sede i onih koji trče jeste u količini hrane koja im je potrebna. Oni koji trče moraju da unose VEĆE količine hrane. Dakle, ne dve, nego deset banana, ne kilogram, nego dva kilograma voća dnevno...

Ako imate jak metabolizam, to samo znači da vam treba veća količina hrane...

Danas su ljudi generalno manje mišićavi, jer se ne kreću.

Povećajte fizičku aktivnost.

Jedite voće posle treninga, brže ćete se oporaviti.

Kad bi trebalo da vežbate? Pa ako jedete svakog dana, onda bi trebalo i da vežbate svakog dana. Može i po 15 minuta više puta u toku dana, ne morate odjednom da se iscrpljujete. Vežbanje je, naravno, i brzi hod, trčanje, šetnja...

Ali sâmo vežbanje, bez zdrave ishrane, neće vas učiniti zdravijima. Pošto sportisti uzimaju veće količine hrane, logično je da unose i veće količine pesticida i drugih otrova. Zato je neophodno da bar dve trećine hrane bude živa hrana biljnog porekla.

Proteini – glavno pitanje među bodibilderima! A otkud konju oni divni mišići? Od žitarica. Prah konoplje je čist protein, baš kao i prah sušenog graška, peruanska maka, bademi, orašasti plodovi, morske alge. Malo skuplje, ali i zdravije.

Kada je reč o mesu i mlečnim proizvodima, jedite manje mesa, a više kozjeg mleka, surutke, jogurta, mladog sira. Meso jedite sirovo, kao tartar biftek, i mnogo više ribe nego mesa. Ali, verujte mi, meso vam nije neophodno. Kada ukucate na Googl-u, " raw food body building " pojaviće vam se mnogi sajtovi, snimci, saveti, video klipovi sa velikim i zvučnim pobedničkim imenima u svetu sportista koji se hrane isključivo živom biljnom hranom. Na ovoj ishrani sportski vek se produžava i aktivno bavljenje sportom zadire i u šestu, sedam i osmu deceniju života.

Naučnici predviđaju, da će u budućnosti sve veći broj sportista preći na živu hranu. Ona im omogućava da se veoma dugo aktivno bave sportom.

Kada je reč o oblikovanju tela, nemojte da se vodite izrazom da je bolje VEĆE. Bolje je ZATEGNUTIJE.

Ne postoji zamena za sveže voće. Ta pilula još nije napravljena.

Postoji izreka (vrlo tačna) da je najukusnija hrana ona koju zaradiš sopstvenim radom... posle treninga, sve je slađe.

Malo ili nedovoljno sna takođe utiče na rast i izgled mišića. U snu se telo najbolje obnavlja. Zato ne divljajte i ne uništavajte se noću, već spavajte...

Deca uvek deluju kao da su u punoj formi, a ne treniraju - to je zato što se igraju... ako sport, trening, ples, šetnju, trčanje, shvatite kao igru i tako ih i osmislite, neće vas zamarati.

Gledanje sporta nije isto što i trening... dakle, budite manje pred televizorom, a više u parku i na dečjem košarkaškom terenu. Vežbanje pomaže izgradnji personalne inteligencije. Kad se skinete i pogledate u ogledalu, kako se osećate? Da li volite ili mrzite sebe i svoj odraz u ogledalu? Zašto to sebi radite? Šta vam je telo učinilo da ga tako loše pazite... pa jedino u njemu obitava naša duša. Drugo nemamo. A kad se telo obraduje vežbom i ishranom, i počne da vam se zahvaljuje zategnutim i jakim mišićima, strukom, odsustvom celulita, divnom kožom, prekrasnom kosom, kad počnu sedim vlasima da se vraća boja posle litara i litara ispijenih zelenih sokova, kad bore počnu da se peglaju, ili tinejdžeru nestanu bubuljice, osetićete blagodeti prirode i bićete joj zahvalnost prirodi kojoj se vraćate jedući živu hranu.

Bićete zdravi i radosni. Pažljivije ćete se odnositi prema prirodi. Bez prepotentnosti i agresivnosti mesoždera, imaćete više razumevanja i ljubavi i za sebe i za ljude oko sebe. Postaćete slobodni i dugo ćete i zdravo trajati na radost svoje dece, i njihove dece, i dece njihove dece.

Ima li na ovom svetu išta vrednije od toga?

Sadržaj:

Maja Volk
ŽIVA HRANA
(za živu decu i živahne roditelje)

Izdavač
Nova POETIKA
Milentija Popovića 32A/15, Novi Beograd, BEOGRAD
Telefon:
+381 61 720 62 69

Za izdavača
Milomir Bata Cvetković

Glavni i odgovorni urednik
Lazar Janić

Lektura i korektura
Maja Volk

Dizajn
Dragana Nikolić

Tehnički urednik
Milomir Bata Cvetković

**www.novapoetika.com**